GOLDMANN
Lesen erleben

Buch

Nie geahnte Lust und erfüllte Leidenschaft: Die erotische Massageanleitung von Kenneth Stubbs bietet leicht erlernbare Griffe und Techniken, mit denen jeder tantrische Liebe geben und empfangen kann. Über 100 detailgetreue Illustrationen und Step-by-Step-Anleitungen führen in die Geheimnisse der fernöstlichen Partnermassage ein. Die sinnlichen Berührungen stimulieren Körper und Geist.

Autoren

Kenneth Ray Stubbs ist Autor mehrerer Bestseller über »Tantrische Sexualität« sowie „geheime Positionen beim Sex«. Er ist praktizierender Masseur und hat sich mit den westlichen und fernöstlichen Liebestechniken beschäftigt. Außerdem gibt er Kurse zu »Sexualität und Sensualität für Ehepaare«. Kenneth Ray Stubbs lebt in Tucson. Seine Bücher haben sich über eine halbe Million Mal verkauft.

Louise-Andrée Saulnier ist Ärztin und hält Vorträge auf medizinischen Kongressen zum Thema Sexualität. Sie lebt in Quebec, Kanada.

Kenneth Ray Stubbs
mit Louise-Andrée Saulnier

Erotische Massage
mit dem Zauber des Tantra

Illustriert von Kyle Spencer

Aus dem Amerikanischen
von Renate Weinberger

GOLDMANN

Alle Ratschläge in diesem Buch wurden vom Autor und vom Verlag sorgfältig erwogen und geprüft. Eine Garantie kann dennoch nicht übernommen werden. Eine Haftung des Autors beziehungsweise des Verlags und seiner Beauftragten für Personen-, Sach- und Vermögensschäden ist daher ausgeschlossen.

Der Verlag weist ausdrücklich darauf hin, dass im Text enthaltene externe Links vom Verlag nur bis zum Zeitpunkt der Buchveröffentlichung eingesehen werden konnten. Auf spätere Veränderungen hat der Verlag keinerlei Einfluss. Eine Haftung des Verlags ist daher ausgeschlossen.

Dieses Buch ist bereits unter den Nummern 16472 und 17420 im Goldmann Verlag erschienen.

MIX
Papier aus verantwortungsvollen Quellen
FSC® C014496
www.fsc.org

Verlagsgruppe Random House FSC® N001967

1. Auflage
Vollständige Taschenbuchausgabe Mai 2016
Wilhelm Goldmann Verlag, München, in der Verlagsgruppe Random House GmbH,
Neumarkter Str. 28, 81673 München

Illustrationen: © Kyle Spencer, basierend auf Fotografien von Ellen Gunther.
Umschlaggestaltung: Uno Werbeagentur, München
Umschlagillustration: Getty Images RF
Redaktion: Renate Weinberger, H. Adelmann
Satz: Uhl + Massopust, Aalen · Druck und Bindung: GGP Media GmbH, Pößneck
JE · Herstellung: IH
Printed in Germany
ISBN 978-3-442-17622-9
www.goldmann-verlag.de

Besuchen Sie den Goldmann Verlag im Netz

Inhalt

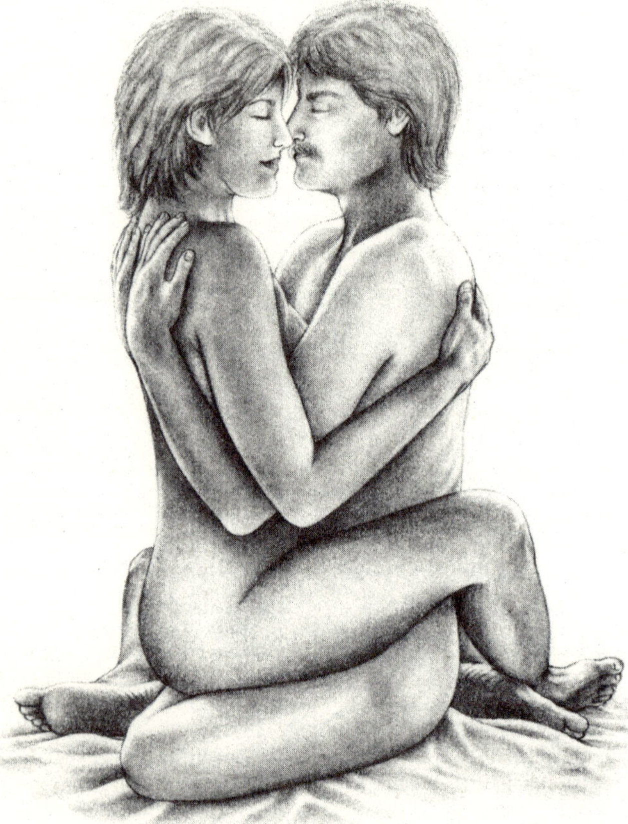

Wegweiser

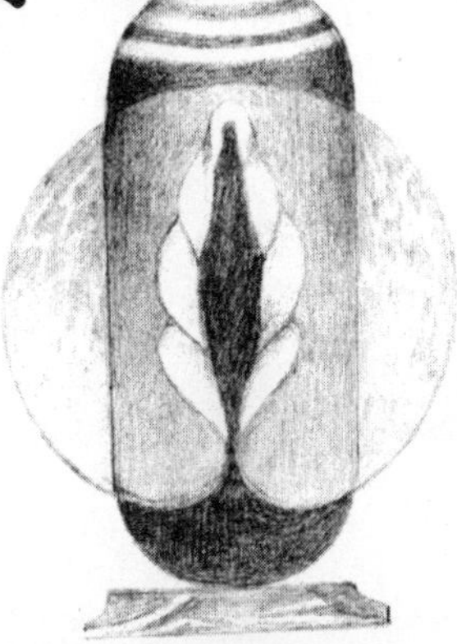

zur lustvollen
Harmonie

Zur Einstimmung

Akzeptanz

steht im Mittelpunkt der tantrischen Lehre. Das Ganze umfassend, tauchen wir ein in die Welt der Dualität – in die Harmonie zu zweit.

Tantra ist

heiliger Sex,
spiritueller Sex,
sexuelle Spiritualität.

Tantrische Massage

wie ich sie Ihnen in diesem Buch zeige, basiert auf dieser tantrischen Sicht, die Sex als Brücke zwischen Körper und Geist zweier Menschen betrachtet.

Tantrische Berührungen

wecken die facettenreichen sexuellen und spirituellen Dimensionen, die in Ihnen schlummern. Sie führen Sie zur wundervollen Akzeptanz und offenbaren Ihnen erfüllte Zweisamkeit.

Erotische Massage

ist ein Tanz der Energie,
ist ein Tanz der Liebe.

Ein Buch für Liebende

Dieses Buch ist ein Buch der Liebe. Es ist für Sie und den Menschen, den Sie lieben, bestimmt – sei es Ihr Freund, Ihre Freundin, Ihre Ehefrau, Ihr Ehemann, Ihre Geliebte oder Ihr Geliebter.

Die Bezeichnung

Ihres Verhältnisses zueinander spielt überhaupt keine Rolle, nur Ihre Gefühle füreinander.

Vielleicht sind Sie beide Liebende, die den Weg zur vertrauensvollen, innigen Freundschaft suchen.

Vielleicht sind Sie Freunde, die auf Entdeckungsreise gehen wollen, um Liebende zu werden.

Wichtig ist nur, dass bei allem, was Sie beide tun, zwischen Ihnen vollkommene Überstimmung herrscht.

Was tantrische Massagen sind

Bei den Massageanleitungen in diesem Buch geht es nicht allein um das Erlernen der Massagetechniken!

Aus tantrischer Sicht

sind Massagen zärtliche Berührungen, die man – je nach Stimmung – selbst ausführt oder von dem anderen empfängt. Die Massagen sollen beiden guttun und für beide höchst genussvoll, aufregend und erregend sein.

Die meditativen Tantra-Massagen

sprechen eine Sprache ohne Worte, schenken Momente jenseits aller Zeit, und sie sind wie ein Loblied, das Zärtlichkeit, sinnliche Lust und eine erfüllte Zweisamkeit preist.

Seien Sie offen für alles

Erwarten Sie erst einmal nichts, seien Sie einfach offen für alles, was geschieht. Der eine, der andere oder alle beide können Lust spüren, aber auch einschlafen, in Lachen oder in Tränen ausbrechen. Rechnen Sie mit allem, sei es Schönes oder Unerwartetes. Alles ist gut für Sie beide!

Vielleicht haben Sie Sex

vor, während oder nach der Massage. Doch wenn Sie den Orgasmus als Ihr einziges Ziel anstreben, entgehen Ihnen mit einiger Sicherheit sehr viele andere lustvolle Genüsse.

Lassen Sie in jedem Moment

jedes Gefühl zu, tun Sie nichts dafür oder dagegen. Sich fallen zu lassen, zu versinken – das ist bei dieser Form der Massage die wundervolle Meditation.

Massage wird zur Kunst, wenn

Sie beide vollkommen aus sich herausgehen – sensibel und ganz bewusst.

Berühren Sie, und empfangen Sie

einfach nur die Berührungen. Entdecken Sie ihren Zauber, ihre Wirkungen – ohne Fragen zu stellen, möglichst ohne irgendwelche Erwartungen.

Lernen gehört dazu

Ganz ohne Lernen geht es allerdings nicht. Die Massagegriffe erfordern ein wenig Übung, damit man sie wirkungsvoll und einfühlsam einsetzen kann. So ähnlich wie Sie das Radfahren gelernt haben, sollten Sie auch die Massagetechnik erlernen. Sie wird Ihnen gewissermaßen in Fleisch und Blut übergehen, und Sie können sie fast unbewusst – intuitiv – einsetzen.

Ihre Berührungen

werden nicht nur Ihren Körper, sondern auch Ihren Geist und Ihre sexuelle Spiritualität ansprechen. Ihr Partner oder Ihre Partnerin wird gewiss entspannt und gern die genussvollen Freuden, die Ihre Hände spenden, empfangen.

Lassen Sie Ihre Hände, Ihre Finger,

Ihre Fingerspitzen fühlen, tasten, gleiten. Spüren Sie die Wölbungen, die Rauheit, die Weichheit, das Zarte – erforschen und spüren Sie jeden Zentimeter des Körpers eines Menschen, den Sie lieben.

Und spüren Sie sich selbst!

Was Sie brauchen

- Einen Partner oder eine Partnerin, der oder die bereit ist, sich auf alle Berührungen einzulassen.

- Einen ruhigen Platz, ganz gleich wo. Wichtig ist nur, dass Sie ungestört bleiben, damit Sie all den auftauchenden Gefühlen freien Lauf lassen können.

- Je nach Witterung oder Umgebungstemperatur einen warmen oder kühlen Platz.

- Massageöl, Gleitmittel (praktische Tipps finden Sie auf Seite 22 und 23).

- Mindestens ein großes Badehandtuch.

- Eine weiche, ebene Fläche, auf der Sie entspannt und ausgestreckt liegen und sich bewegen können. Das kann ein Bett sein, aber genauso gut ein ungestörtes Plätzchen an einem Sandstrand.

- Wenn Sie den Fußboden wählen, sollten Sie eine Gymnastikmatte oder irgendeine andere weiche Polsterung verwenden. Eine harte Unterlage lenkt ab und begrenzt die Zeit, weil das Harte schnell als unbequem empfunden wird und vielleicht sogar Gliederschmerzen verursacht.

- Wenn Sie mögen, lassen Sie im Hintergrund leise Musik spielen, die Ihren Ohren und Ihren Sinnen schmeichelt, Sie aber nicht ablenkt.

Tipps für die meditative Massage

Einige wenige Grundregeln sollen Ihnen helfen, die tantrische Massage aktiv oder passiv in all ihren wunderbaren Facetten zu genießen.

Konzentrieren Sie sich

vollkommen auf die Gegenwart, auf den unmittelbaren Augenblick – das Jetzt. Denken Sie nicht daran, was morgen oder übermorgen sein könnte. Stellen Sie möglichst keine Vergleiche mit irgendetwas Vergangenem, irgendwann einmal Erlebtem an.

Ihre Hände

sind ein sehr sensibles Werkzeug, mit dem Sie Ihre Partnerin oder Ihren Partner zart und liebevoll oder auch fest und fordernd berühren können. Auf jeden Fall sollten Sie nicht nur die Handflächen einsetzen, sondern auch alle Finger, um damit jede Körperkontur zu erforschen.

Ihre Bewegungen

sollten stets fließend sein. Sie sollten ineinander übergehen, sich ergänzen, und die eine sollte die nächste voller Zärtlichkeit vorbereiten.

Ihre persönlichen Empfindungen

und Ihre Art, sie in Form von Berührungen auszudrücken, sind wichtiger als die Massagetechnik.

Die Wünsche

des/der Massierten sind wichtiger als Ihre persönlichen Empfindungen.

Fordern Sie nichts

von sich selbst oder Ihrer Partnerin beziehungsweise Ihrem Partner, was auch nur den kleinsten Hauch eines Zwangs, des Unangenehmen oder etwas Unerwünschtem in sich trägt.

Seien Sie aber offen

für die Entdeckung neuer Welten. Seien Sie bereit für die Erweiterung Ihres Horizonts. Dazu kann auch die Überschreitung von Grenzen zählen.

Lassen Sie sich auf einen gefühl- und lustvollen Tanz ein!

Bitte merken!

Wenn sich Ihre Partnerin oder Ihr Partner während der Massage wohl fühlt, haben Sie alles richtig gemacht, unabhängig von jeder Theorie und Technik. Konkrete Anleitungen und grundsätzliche Tipps sind aber trotzdem nicht überflüssig, denn sie erleichtern Ihnen beiden den Weg zur erfüllten Zweisamkeit.

Variieren Sie beim Massieren

das Tempo,
den Druck,
den Rhythmus.

Wiederholen Sie

eine Berührung mehrmals hintereinander auf die gleiche Weise, streichen Sie also zum Beispiel im gleichen Tempo und mit gleichem Druck vier-, fünfmal vom Fußgelenk bis zum Oberschenkel. Diese Wiederholungen werden Sie beide gleichermaßen – und mitunter sehr schnell – erregen.

Der Bewegungsfluss

Wenn es in der Anleitung nicht anders angegeben ist, führen Sie die Streichbewegungen nach oben und nach unten aus, ohne die Hände vom Körper zu nehmen.

Vermeiden Sie, wann immer möglich, das Aufsetzen und Hochnehmen der Hände – der Berühungsstrom sollte nahtlos fließen.

Setzen Sie Ihre Hände stets sanft

und anfangs nur mit leichtem Druck auf, ganz gleich, welche Form der Berührung Sie ausführen möchten. Wenn Sie Ihre Hände plump auf die Haut klatschen, stört das die Harmonie Ihrer Zweisamkeit ebenso wie den Strom der schönen Empfindungen, der durch die intensiven Berührungen hervorgerufen wird.

Sanfter Druck

ist im Zweifelsfall immer besser als zu fester. Achten Sie auf die feinen Reaktionen Ihrer Partnerin oder Ihres Partners.

In der Stille liegt das Geheimnis

Sprechen Sie nach Möglichkeit wenig miteinander, lassen Sie die Massage – die Berührungen – das ausdrucksstarke Bindeglied zwischen Ihnen beiden sein.

Fragen Sie aber nach, wenn Sie die Reaktionen Ihrer Partnerin oder Ihres Partners nicht richtig einschätzen können oder wenn Sie bei dem anderen beziehungsweise bei sich selbst Unbehagen, Unsicherheit oder irgendetwas anderes Störendes spüren.

Sprechen Sie unbedingt

miteinander, wenn Sie das Bedürfnis haben, Ihren Gefühlen und den spontanen Empfindungen Ausdruck zu verleihen!

Finden Sie Ihre Mitte!

Wenn Sie der aktive Teil der Massage sind, atmen Sie konzentriert tief und langsam ein und aus, um sich selber zur Ruhe zu bringen.

Versuchen Sie, Ihre

innere Mitte zu finden. Je mehr Sie in sich ruhen, desto intensiver werden Sie den erregenden Genuss erleben.

Anmerkung zu den Anleitungen

Bis auf einige Ausnahmen lassen sich alle im Folgenden in Wort und Bild erklärten Massagen im Bett oder auf dem Fußboden ausführen. In den wenigen Fällen, in denen ein spezieller Massagetisch wünschenswert wäre, können Sie die Massage aber auch auf einem stabilen Tisch ausführen. Beim Fußboden wie beim Tisch sollten Sie nur – wie bereits gesagt – für eine bequeme Polsterung sorgen.

Sie müssen sich nicht strikt an die Massageanleitungen halten, doch sollten Sie diese niemals so abwandeln, dass die Massage Schmerzen verursacht oder das Wohlbefinden der/des Massierten in irgendeiner Weise beeinträchtigt.

Machen Sie kein Programm

für eine »Massagesitzung«! Ob Sie den ganzen Körper massieren oder nur die Arme, den Rücken oder die Füße, spielt überhaupt keine Rolle.

Genießen Sie die Berührungen und die Harmonie der Zweisamkeit.

Ihre Gesundheit

Bei jeder intimen Begegnung sollte die persönliche Gesundheit ein Thema sein, ganz gleich, ob Sie in einer dauerhaften Partnerschaft leben oder mit jemandem lediglich eine Nacht verbringen.

Sprechen Sie über Gesundheit, um

gegenseitiges Vertrauen zu gewinnen und um sich selbst, die Partnerin oder den Partnern vor gesundheitlichem Schaden zu bewahren.

Nehmen Sie Rücksicht

Hat einer von Ihnen eine Erkältung oder eine Grippe, entscheiden Sie bitte gemeinsam, ob Sie sich trotz möglicher Ansteckungsgefahr körperlich so nah sein möchten, wie dies bei einer erotischen Massage ja der Fall ist. Falls der/die Kranke das Zusammensein ablehnt, sollte der andere die Entscheidung ohne Widerspruch akzeptieren.

Bei Hauterkrankungen sollten Sie die betroffenen Stellen beim Massieren unbedingt meiden, mitunter ist sogar ein Abdecken oder ein Verband sinnvoll, um versehentliches Berühren zu verhindern.

Fragen Sie Ihren Arzt, falls bei Ihnen Gesundheitsstörungen vorliegen, bei denen Sie sich nicht sicher sind, ob Massagen, wie sie in diesem Buch gezeigt werden, problemlos sind. So sollten Sie zum Beispiel bei Herz-Kreislauferkrankungen und nach Gelenkverletzungen sowie Knochenbrüchen mit dem behandelnden Arzt sprechen, bevor Sie sich massieren lassen.

Safer Sex

ist kein Modewort, sondern ein ernstes Thema, mit dem Sie sich beschäftigen sollten, selbst wenn Sie in einer dauerhaften Beziehung leben.

Informieren Sie sich gemeinsam!

HIV beziehungsweise AIDS sind heute die gefürchtetsten Krankheiten, die durch den Kontakt mit fremden Körpersäften übertragen werden. Doch auch Infektionskrankheiten wie Tripper oder Chlamydien sind – entgegen der allgemeinen Meinung – noch nicht aus der Welt geschafft.

Einige grundsätzliche Hinweise zum Safer Sex finden Sie am Ende dieses Buches. Sie sollten sich jedoch – ganz gleich, in welchem Alter Sie gerade sind – ausführlich über die sichere sexuelle Vereinigung informieren.

In fast jeder Stadt gibt es AIDS-Beratungsstellen, die nicht nur Betroffenen mit Rat und Tat zur Seite stehen, sondern auch jedem anderen Menschen kompetente Auskunft geben. Und nicht zuletzt finden Sie in jeder Buchhandlung sehr leicht verständliche Fachliteratur.

Verwenden Sie Kondome, um

sich und andere zu schützen und gegebenenfalls auch, um eine ungewollte Schwangerschaft zu vermeiden.

Genießen Sie den Sex, vergessen Sie jedoch nie Ihre Verantwortung sich und anderen gegenüber!

Vorbereitungen

Auf die Frage, wo die Massage stattfinden soll, gibt es eine einfache Antwort: überall dort, wo Sie sich beide rundum wohl fühlen und ungestört sind – und Sie natürlich niemand anderen stören. Das kann in Ihrer Wohnung sein, aber auch genauso gut in freier Natur.

Haben Sie sich draußen ein ruhiges Plätzchen ausgesucht, sollten Sie einige schlichte praktische Dinge erwägen.

Nehmen Sie eine ausreichend große Decke mit. Hüten Sie sich vor der Sonne. Auf den Wogen der Zärtlichkeit vergisst man leicht die unangenehmen oder gefährlichen Folgen für die Haut nach zu langer Sonneneinstrahlung.

Wenn Sie sich für Ihr Zuhause entschlossen haben, stellen Sie das Telefon ab, und sorgen Sie dafür, dass Ihre Kinder Sie nicht stören können.

Achten Sie auf eine Umgebungstemperatur, die auch für den nackten Körper angenehm ist. Decken Sie eventuell die Körperpartien, die gerade nicht massiert werden, mit einem großen Handtuch oder einer leichten Decke zu.

Sie sollten sich während der gesamten Massage wohlig warm fühlen. Ein Frösteln verspannt nicht nur die Muskeln, sondern unterbricht auch den sinnlichen Strom der lustvollen Berührungen.

Für den Zauber des Trantra

brauchen Sie Zeit und Ruhe, wenn Sie ihn in Vollendung – voller Zärtlichkeit und Leidenschaft – genießen wollen. Die sehr intensiven Empfindungen, die Sie in eine innige Vereinigung führen, entwickeln sich meist langsam.

Der richtige Zeitpunkt

Natürlich können Sie die Massagen, die Sie in diesem Buch finden, jederzeit durchführen, einzeln oder als Serie. Es spricht also nichts gegen spontan vorgenommene Massagen. Vor allem wenn Sie die Technik gut beherrschen, ist so ein sinnlicher Genuss einfach zur Entspannung oder auch als ein Bestandteil des Vorspiels eine herrliche Sache.

Doch ich kann nur empfehlen, die tantrische Massage auch zu nutzen, um besonderen Tagen und Stunden ein Glanzlicht aufzusetzen.

Verschönern Sie mit der Tantra-Massage

Ihren Geburtstag,
Ihren Namenstag,
Ihren Urlaub,
den Tag nach einer besonders
stressigen Zeit,
die Festtage des Jahres,
kosmische Tage wie Neumond
oder Vollmond,
den Tag der Sonnenwende
oder der Tagundnachtgleiche.

Hinweis für Schwangere

Tantrische Massagen eignen sich auch für werdende Mütter, die während der Schwangerschaft Zärtlichkeit und sanfte Berührungen ganz besonders zu schätzen wissen. Wählen Sie aber nur Massagen, die von der Schwangeren als angenehm und problemlos empfunden werden.

Falls Sie unsicher sind, fragen Sie bitte Ihren Arzt, welche Massagen im Einzelfall zu empfehlen sind.

Praktische Tipps

Sparen Sie nicht an den richtigen Zutaten und Gegenständen für Ihre erotische Massage. Das eine oder andere mag Ihnen überflüssig erscheinen, doch seien Sie offen und probieren Sie auch einmal etwas Ungewohntes aus.

Massageöl

ist die wichtigste Zutat, denn das Öl lässt die Hände reibungslos über den Körper gleiten und macht außerdem die Haut schön geschmeidig.

Ob Sie ein duftendes Öl verwenden oder ein neutrales, bleibt ganz Ihnen überlassen. Kaufen Sie das Massageöl in einem Fachgeschäft (Parfümerie, Body Shop, Apotheke), in dem Sie zunächst eine Probe bekommen, um zu testen, ob Sie allergisch darauf reagieren. Falls Sie noch nie ein Massageöl verwendet haben, ist eine kompetente Beratung beim Massageölkauf genauso wichtig wie beim Kauf einer Körpercreme.

Gleitmittel

auf Wasserbasis eignet sich für den Intimbereich besser als Massageöl, da vor allem die Schleimhaut der Vagina sehr empfindlich ist. Lassen Sie sich am besten in der Apotheke oder einem guten Sexshop beraten.

Massageöl – selbst gemischt

Wer gern ein Massageöl mit einem bestimmten Duft verwenden möchte, kann es problemlos und schnell selbst mischen.

Sie brauchen

100 Milliliter Trägeröl und
10 bis 20 Tropfen Aromaöl.
Geben Sie die Zutaten in einen luftdicht verschließbaren Behälter. Zum Mischen und vor jedem Gebrauch das Massageöl kräftig schütteln.

Gute Trägeröle

sind Jojoba-, Traubenkern-, Mandel- oder Weizenkeimöl.

Tipp

Bis auf das Jojobaöl halten sich die genannten Öle nicht sehr lange, Sie sollten daher Ihr eigenes Massageöl immer wieder frisch mischen.

Eine erotische Wirkung

wird zum Beispiel folgenden Aromaölen zugeschrieben:
Ingweröl,
Magnolienöl,
Rosenöl,
Ylang-Ylang-Öl.

Für Ihre Bequemlichkeit

Wer sich den Luxus eines Massagetisches leisten kann, tut bei manchen Massagen besonders viel für seine Bequemlichkeit. Aber ein Bett, der Fußboden und eventuell ein stabiler Tisch leisten genauso gute Dienste.

Achten Sie nur darauf, dass man die Unterlagen problemlos waschen kann. Das Massageöl zieht zwar schnell in die Haut ein, aber im Rahmen einer erotischen Massage nimmt man doch meist mehr Öl, als einziehen kann, sodass auf Decken oder Laken Ölflecken kommen können.

Große Handtücher

können Sie für mehrere Zwecke verwenden: als Unterlage, wärmende Decke oder zusammgerollt als Stütze für den Nacken, die Beine oder Füße. Liegen Sie mit ausgestreckten Beinen flach auf dem Rücken, dann entlasten Sie Ihre Lendenwirbel ausgezeichnet, indem Sie ein zusammengerolltes Handtuch unter die Kniekehlen legen.

Für Ihre Sinne

Gedämpftes Licht, Kerzenschein, Weihrauchduft oder der Duft eines anderen die Sinne ansprechenden Aromaöls, Blumen und ein insgesamt feierlich gestalteter Raum schaffen ein Ambiente, das der tantrischen Massage einen würdigen Rahmen verleiht.

Falls Ihnen persönlich so ein tempelartiges Umfeld nicht gefällt, macht das überhaupt nichts. Zwei Dinge jedoch sollten Sie unbedingt tun: Schließen Sie die Tür zu, und versuchen Sie, jegliche Störung von vornherein fernzuhalten.

Checkliste für den Start

Um Ihre Wünsche nach Berührung, Zärtlichkeit, Lust und Ekstase zu erfüllen, sollten Sie sich beide aufeinander und auf die Massage konzentrieren. Nutzen Sie daher diese Mini-Checkliste, um Unterbrechungen zu vermeiden.

- Steht alles griffbereit – Massageöl, eventuell Gleitmittel, Handtücher (siehe auch Seite 22)?
- Ist es warm genug im Raum?
- Haben Sie Uhr, Schmuck und Kleidung abgelegt? (Ziehen Sie sich etwas über, das nicht einengt und schnell abgelegt werden kann.)
- Sind Ihre Fingernägel sauber und glatt gefeilt, damit Sie sich bei der Genitalmassage gegenseitig nicht verletzen?

Starten Sie,

indem Sie für einen Moment die Augen schließen und tief ein- und ausatmen. Beginnen Sie, Ihre Partnerin zu berühren.

Ihre Hände

sollten mehr intuitiv als bewusst über den Körper gleiten. Das öffnet bei Ihnen beiden die Türen zum inneren Frieden, zum Genuss und zur sinnlichen Freude.

Alle Massagen sind selbstverständlich für beide Teile des Paares gedacht. Analog zur Abbildung wird in den folgenden Massageanleitungen meist von der Partnerin gesprochen, doch umgekehrt funktioniert das natürlich genauso!

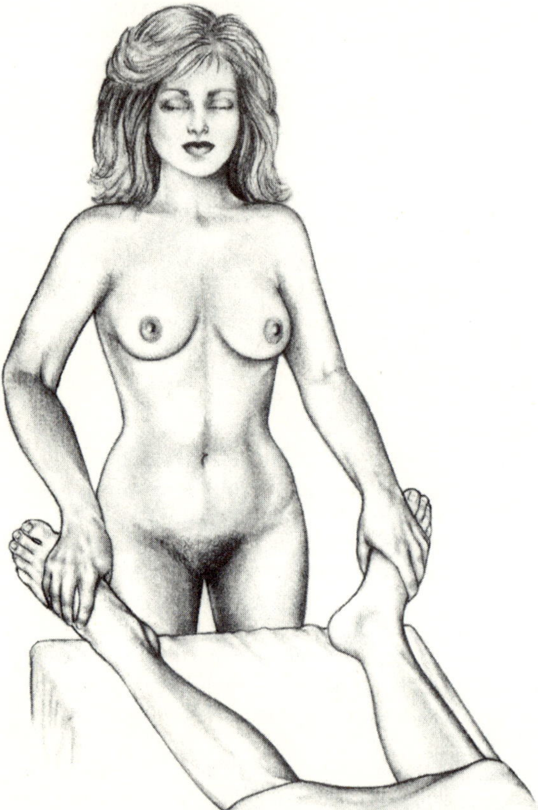

Massage

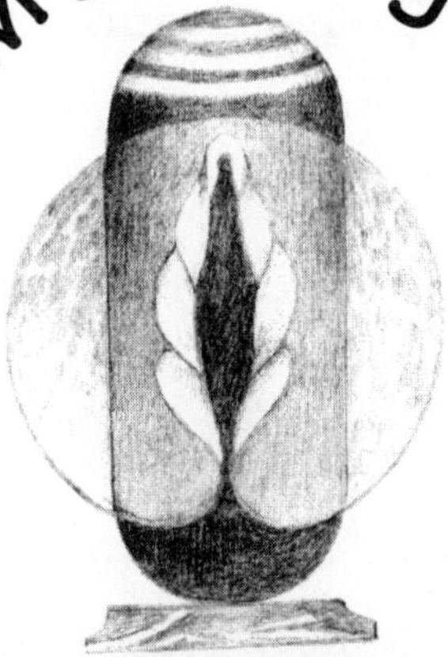

für mehr Ekstase

Einstimmen

Ihre Position

♀ SIE: Legen Sie sich flach auf den Bauch, die Arme lang gestreckt neben dem Körper.

♂ ER: Knien Sie sich auf der linken Seite Ihrer Partnerin neben Ihren Oberkörper.

1 Die ersten Berührungen

Entspannen und konzentrieren Sie sich. Finden Sie Ihre Mitte. Schließen Sie beide die Augen.

Schritt 1: Legen Sie – leicht, ohne Druck auszuüben – Ihre linke Hand flach auf den Halsansatz Ihrer Partnerin und die rechte auf ihren Po.

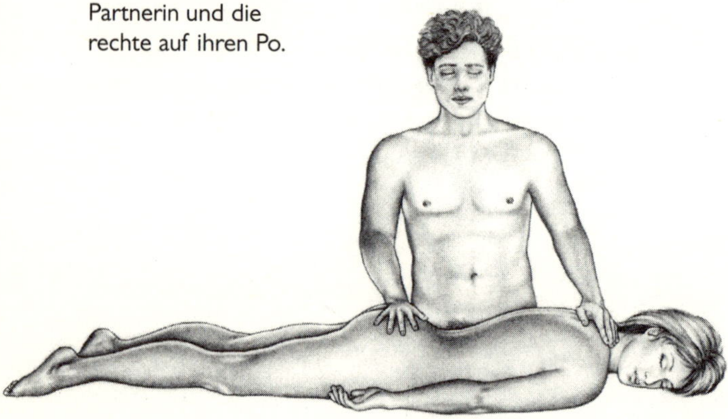

Ihre Position

♀ SIE: Bleiben Sie in der Anfangsposition.

♂ ER: Folgen Sie den Bewegungen Ihrer Hände.

Atmen Sie beide langsam tief ein und aus. Lassen Sie die Augen geschlossen, und verharren Sie eine Weile in der Anfangsposition, bis Sie sich beide innerlich vollkommen ruhig und entspannt fühlen.

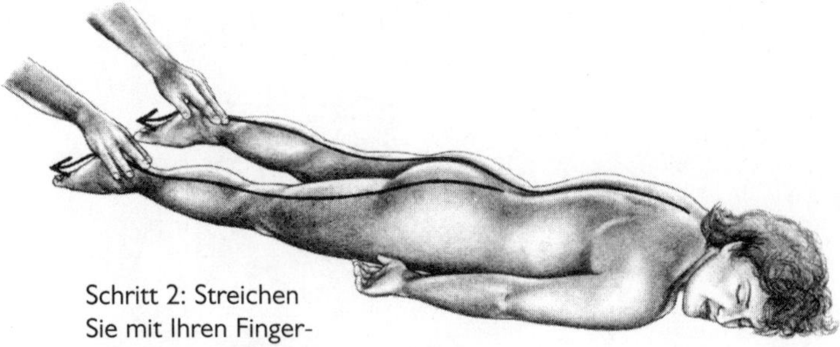

Schritt 2: Streichen Sie mit Ihren Fingerspitzen entlang der Wirbelsäule, dann über den Po und die Beine bis hin zu den Fersen.

Diese Berührungen können Sie auch mit zwei Federn oder zwei Seidenschals ausführen.

2 Das Massageöl auftragen

Verreiben Sie etwas Massageöl auf Ihren Handflächen, um es zu wärmen. Achten Sie darauf, dass es nicht auf Ihre Partnerin tropft. Es würde sie aus ihrer entspannten Konzentration reißen.

Reiben Sie mit sanftem Druck die linke Körperseite Ihrer Partnerin mit dem Massageöl ein.

Streichen Sie dafür mit beiden Händen gleichzeitig und stets zum Kopf hin.

Beginnen Sie an den Füßen, und führen Sie Ihre Hände über das Bein, die ganze Pobacke und den Rücken, dann über die Schulter bis zu den Fingerspitzen.

Reiben Sie nun die rechte Körperseite mit dem Öl ein.

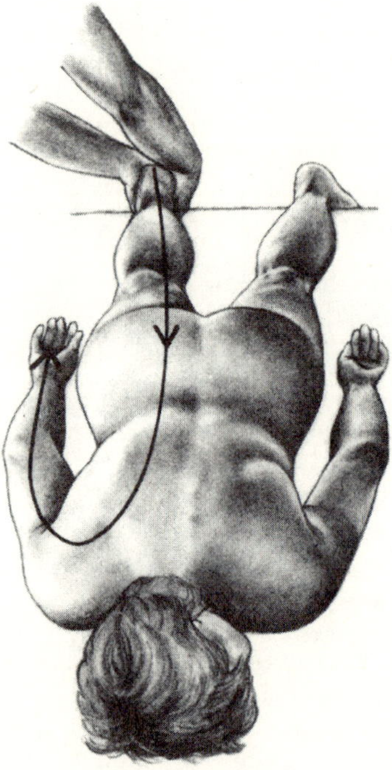

Rückenmassagen

3 Die Berührungen intensivieren

Verreiben Sie weiteres Massageöl auf Ihren Händen, damit Sie sanft und reibungslos massieren können.

Ihre Position

♀ SIE: Bleiben Sie entspannt liegen.

♂ ER: Knien Sie sich oberhalb des Kopfes Ihrer Partnerin. Legen Sie die Hände flach zwischen ihre Schulterblätter.

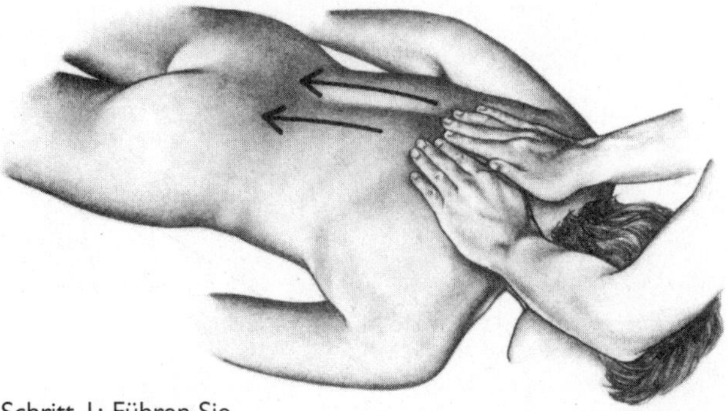

Schritt 1: Führen Sie Ihre Handflächen mit spürbarem, aber trotzdem sehr sanftem Druck entlang der Wirbelsäule bis zum Poansatz.

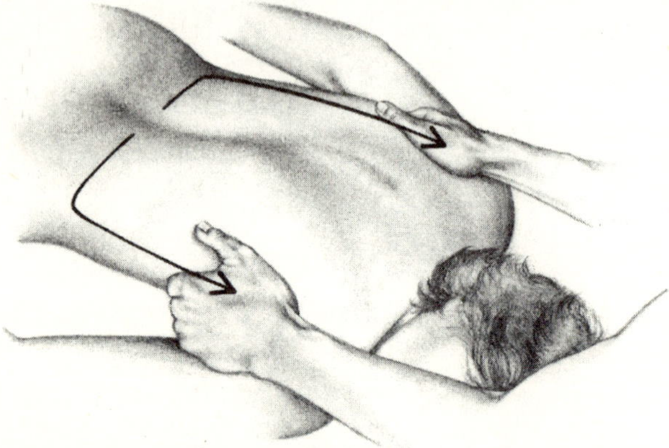

Schritt 2: Legen Sie Ihre Handflächen auf Taillenhöhe rechts und links von der Wirbelsäule flach auf.

Streichen Sie nun mit beiden Händen gleichzeitig nach außen und dann entlang der Körperseiten nach oben bis zu den Achselhöhlen.

Nehmen Sie Ihre Hände nicht vom Körper, sondern führen Sie gleich – möglichst in einem Zug – die folgende Streichbewegung aus.

Bei dieser Massage ist es wichtig, dass Sie Ihre Hände nicht vom Körper Ihrer Partnerin nehmen, um den angenehmen Berührungsstrom nicht zu unterbrechen.

Wenn Ihre Partnerin es mag, können Sie im Bereich der Schulterblätter einen leichten Druck ausüben.

Schritt 3: Führen Sie die Hände flach aufliegend sanft in einer Bewegung von den Achselhöhlen zu den Schulternblättern.

Drehen Sie Ihre Fingerspitzen – mit anliegendem Daumen – nach außen, sodass sie vom Körper wegweisen.

Ihre Handgelenke treffen sich an der Wirbelsäule.

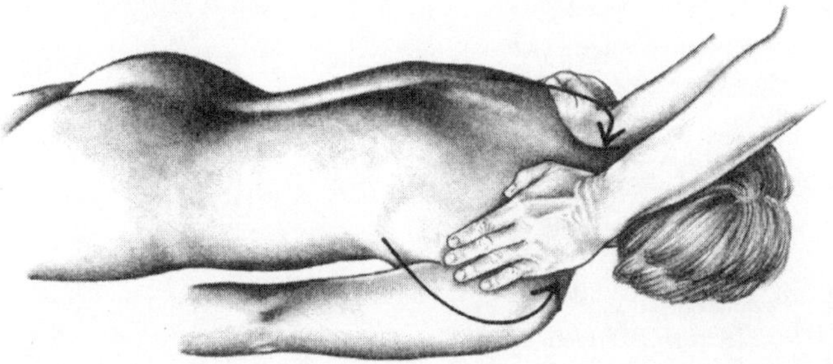

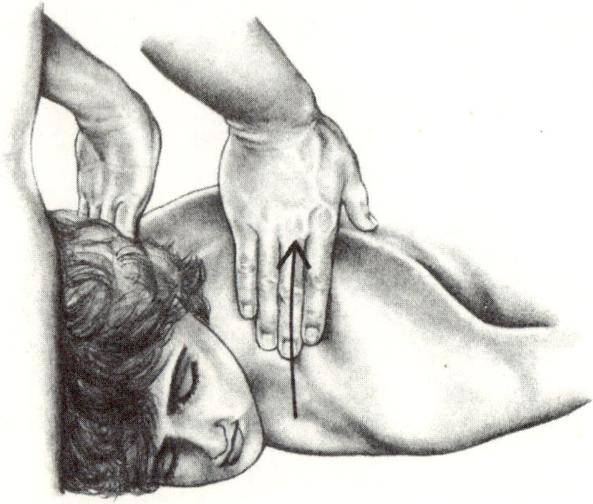

Schritt 4: Fahren Sie mit
den Fingerspitzen über
die Schultermuskulatur.

Führen Sie Ihre Hände von
hinten nach vorne und wieder
zurück.

Berühren Sie dabei nicht die
Kehle Ihrer Partnerin.

Wiederholen Sie diese Massage
(ab Schritt 1, siehe Seite 31).

4 Wie ein Gebet

Atmen Sie langsam tief ein und aus. Sammeln Sie sich, und legen Sie über dem Nacken Ihrer Partnerin Ihre Hände wie zum Gebet aneinander.

Führen Sie die Handkanten der aneinandergelegten Hände über die Wirbelsäule bis zur Taille.

Ab dort verfahren Sie wie in der vorhergehenden Massage (Schritt 1 bis 4, siehe Seite 31 bis 34), das heißt, Sie streichen mit den Handflächen über die Körperseiten bis hin zu den Schultern.

Masssieren dann mit den Fingerspitzen die Schultermuskeln.

Wiederholen Sie diese Massagesequenz mehrere Male.

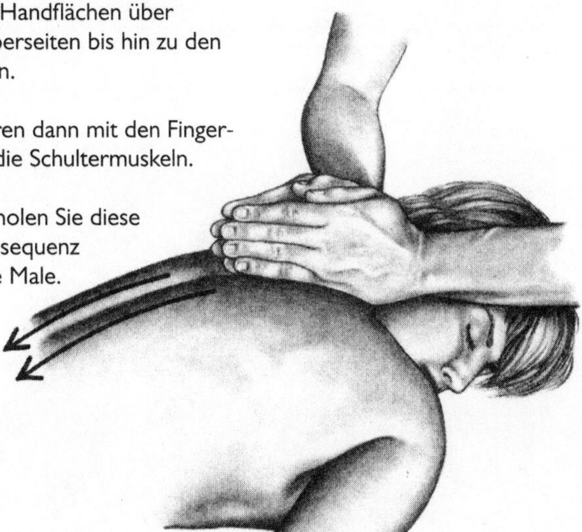

5 Schultermassage

Bei dieser Massage sollten Sie einigen Druck ausüben, aber nur so viel, wie es Ihrer Partnerin angenehm ist.

Schritt 1: Setzen Sie die Fingerspitzen auf die Schulterblätter. Die Daumen sollten sich neben der Wirbelsäule befinden.

Führen Sie mit den Daumen kleine kreisförmige Bewegungen bis zum Poansatz durch.

Verstärken Sie den Druck, wenn Sie den Daumen abwärtsführen, verringern Sie ihn bei der Aufwärtsbewegung.

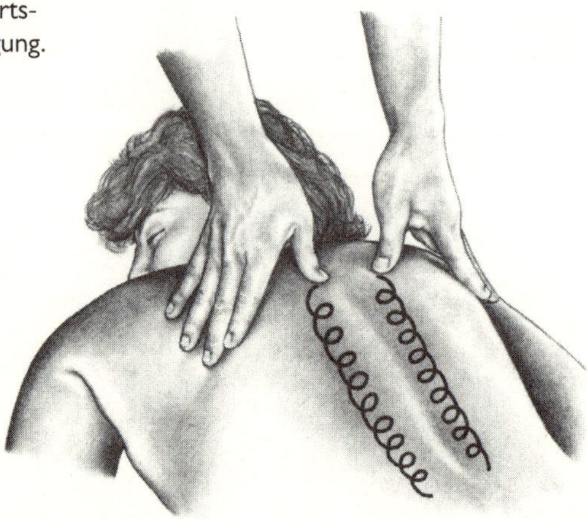

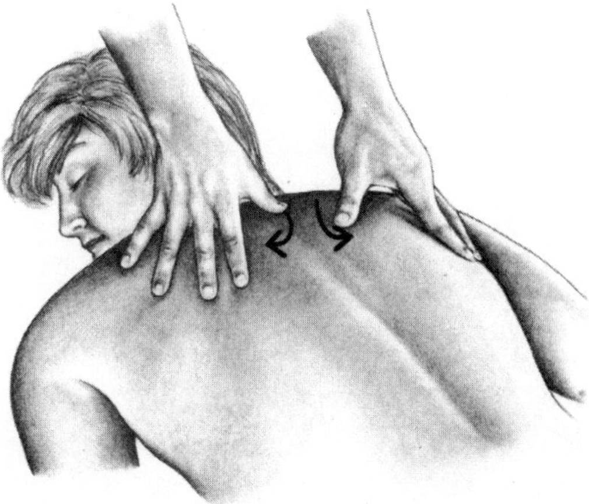

Schritt 2: Beginnen Sie mit der linken Schulter.

Setzen Sie Ihren rechten Daumen neben die Wirbelsäule und den linken Daumen über das Schulterblatt.

Führen Sie mit beiden Daumen gleichzeitig kreisförmige Bewegungen von oben nach unten durch.

Massieren Sie mit Druck, achten Sie aber darauf, dass der Druck in der Nähe des Nackens nicht zu fest wird.

Fahren Sie mit Schritt 3 fort.

Schritt 3: Bleiben Sie mit Ihren Händen im rechten Schulterbereich.

Streichen Sie mit dem Daumen der linken Hand vom Nackenansatz nach außen bis zum Schlüsselbein Ihrer Partnerin.

Üben Sie nur so viel Druck aus, wie es Ihrer Partnerin angenehm ist.

Sie können mit der rechten Hand gleichzeitig zur anderen Seiten hin streichen, oder Sie führen die Bewegung abwechselnd einmal links, einmal rechts aus.

Führen Sie nun Schritt 2 und 3 dieser Massage an der rechten Schulter durch.

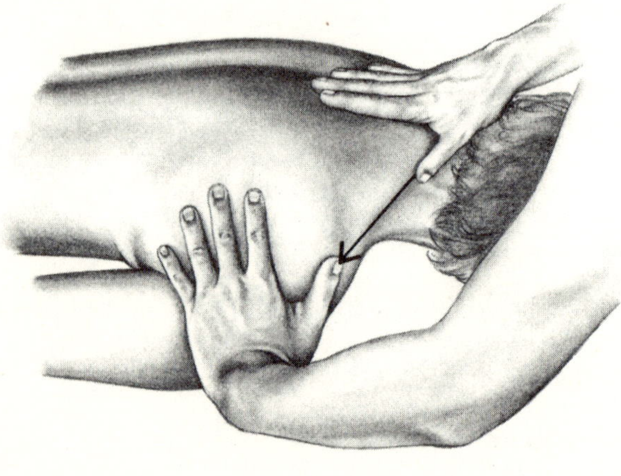

6 Mit den Fingern in einem Zug

Bei Problemen mit der Wirbelsäule, sollten Sie diese Massage sehr vorsichtig ausführen. Probieren Sie aus, welcher Fingerdruck Ihrer Partnerin angenehm ist. Im Zweifelsfall beschränken Sie sich auf ganz sanfte Streichbewegungen.

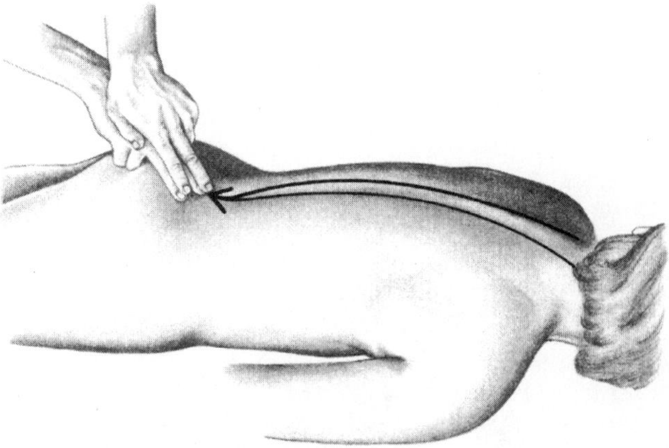

Legen Sie Ihre Hände übereinander, und setzen Sie den Zeige- und Mittelfinger jeweils rechts und links von der Wirbelsäule unterhalb des Nackens auf.

Streichen Sie in einem Zug von oben nach unten bis zum Poansatz.

Wiederholen Sie die Streichbewegung mehrmals, und variieren Sie eventuell den Druck.

7 Seitliches Streichen

Bei dieser Massage geht es um den Bereich zwischen den Achselhöhlen und der Taille.

Beginnen Sie an der Taille der rechten Körperseite.

Streichen Sie abwechselnd mit der einen, dann mit der anderen Hand von der Körperseite bis kurz vor die Wirbelsäule.

Üben Sie mit Ihren Fingern nur so viel Druck aus, wie es Ihrer Partnerin angenehm ist.

Gehen Sie auf die andere Seite Ihrer Partnerin, und massieren Sie die linke Körperseite.

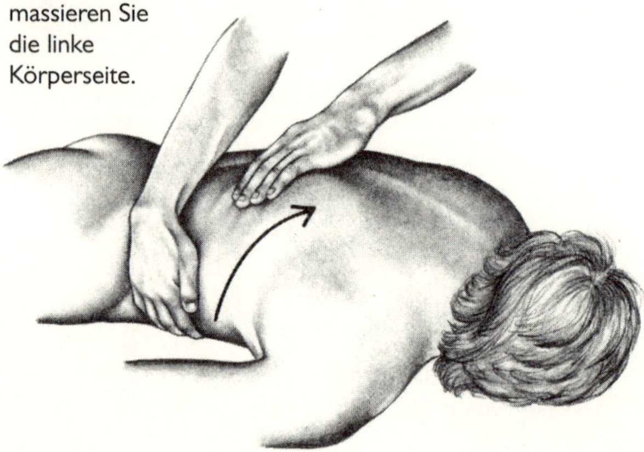

Die Rückseite der Beine

Ihre Position

♀ SIE: Bleiben Sie entspannt liegen, oder legen Sie sich auf einen Tisch.

♂ ER: Knien (oder stellen) Sie sich vor die Füße Ihrer Partnerin.

8 Sanfte Beinmassage

Diese Massage lässt sich am besten ausführen, wenn Ihre Partnerin auf einem Massagetisch oder einem anderen stabilen Tisch liegt.

Schritt 1: Umfassen Sie das Bein mit hintereinanderliegenden Händen. Der Daumen sollte fest anliegen

Streichen Sie mit den Händen (jeweils abwechselnd) sehr sanft über das Bein bis zum Poansatz.

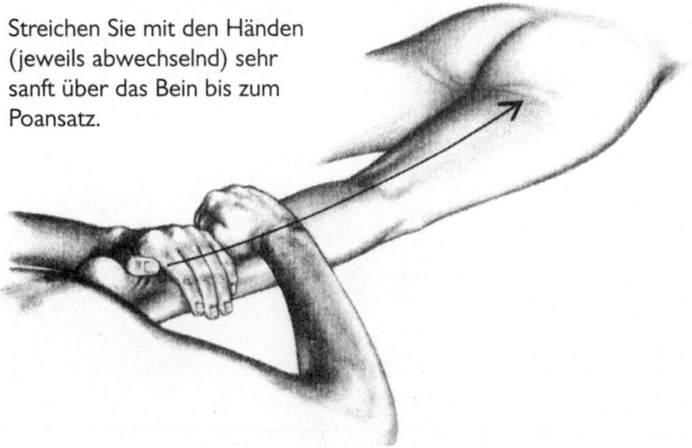

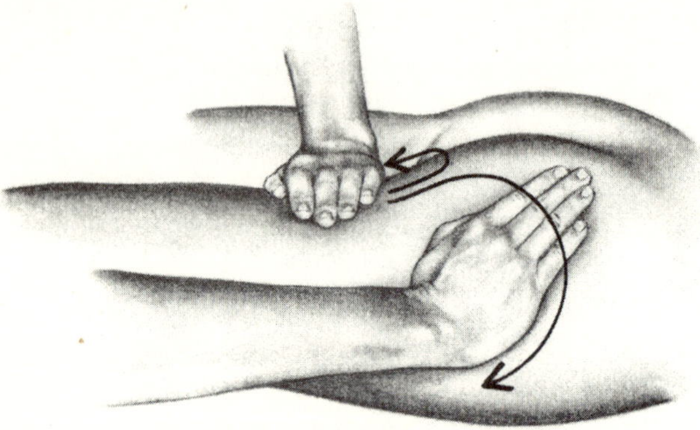

Schritt 2: Legen Sie die linke Hand unterhalb der Pobacke flach auf den Oberschenkel.

Die rechte Hand liegt in der Startposition direkt oberhalb der linken, also auf der Wölbung der Pobacke.

Streichen Sie nun mit beiden Händen gleichzeitig nach außen, also links zur Innenseite des Oberschenkels und rechts zur Hüfte hin.

Manche Frauen sind an den Beinen sehr empfindlich gegen Druck. Massieren Sie daher sehr sanft, und nehmen Sie reichlich Massageöl, damit Ihre Hände leicht gleiten.

Schritt 3: Streichen Sie in einer ziehenden Bewegung entlang der Außenseiten des Beines.

Beginnen Sie am Oberschenkel, und führen Sie Ihre Hände in einem Zug bis zum Fußknöchel.

Achten Sie darauf, dass Sie mit den Daumen keinen Druck ausüben.

Führen Sie die Massage (Schritt 1 bis 3) gleich anschließend an dem anderen Bein durch.

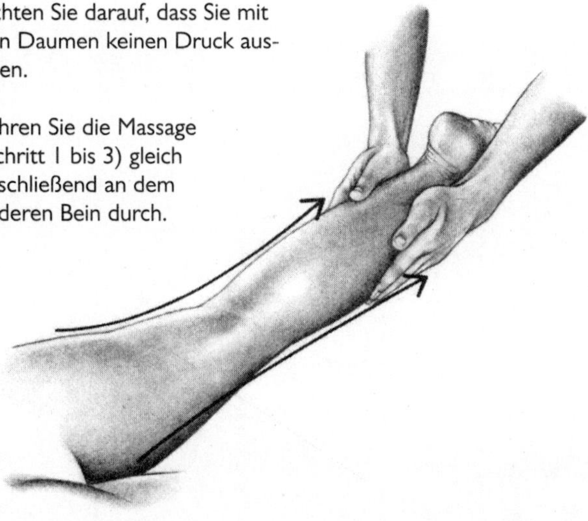

9 Die Waden massieren

Die Wadenmuskulatur verträgt einigen Druck. Stimmen Sie sich aber mit Ihrer Partnerin ab, welche Druckstärke sie als angenehm empfindet. Durch innere oder äußere Krampfadern sind die Waden manchmal sehr druckempfindlich.

Bei Durchblutungsstörungen in den Beinen sind sanft streichende Bewegungen mitunter besser als knetende. Fragen Sie im Zweifelsfall den Arzt!

Schritt 1: Umfassen Sie das Bein mit der linken Hand oberhalb des Fußknöchels.

Die Fingerspitzen der rechten Hand ruhen auf der Wade.

Kneten Sie mit den Fingerspitzen und dem Daumen der umfassenden Hand die Wade Stück um Stück, bis Sie an der Kniekehle angelangt sind.

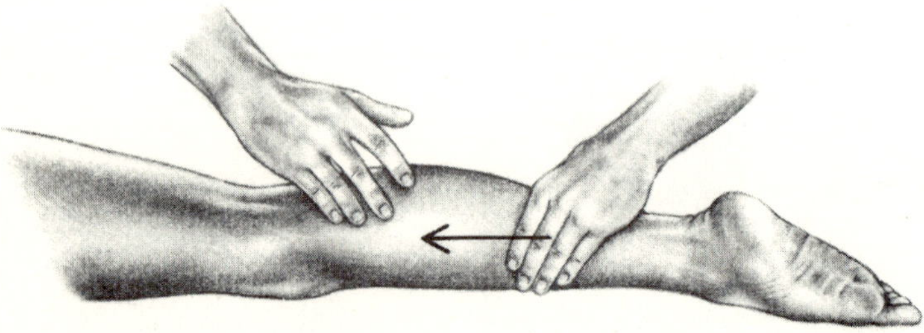

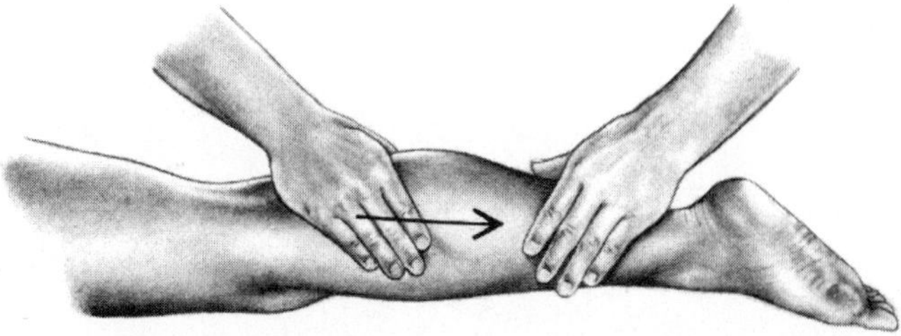

Schritt 2: Kneten Sie die Wade nun mit der bisher ruhenden Hand in umgekehrter Richtung von der Kniekehle bis zum Fußknöchel.

Führen Sie die Schritte 1 und 2 an der anderen Wade durch.

Diese sanfte Knetmassage können Sie auch an den Oberschenkeln und den Pobacken durchführen. Achten Sie aber bitte darauf, dass die Fingerspitzen und der Daumen den Druck gleichmäßig ausüben.

10 Mit den Daumen streicheln

Als muskelnlockernde Beinmassage sollten Sie diese beiden Schritte ausführen. Was die Stärke des Hand- beziehungsweise Daumendrucks beim Massieren der Waden betrifft, gilt das auf Seite 44 Gesagte.

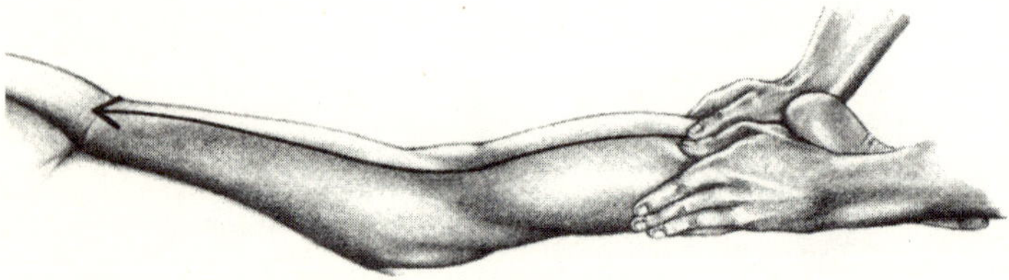

Schritt 1: Legen Sie Ihre Daumen nebeneinander in die Mitte der Oberschenkelrückseite. Die Finger sind fest geschlossen und lang gestreckt.

Fahren Sie mit sanftem, möglichst gleichmäßigem Daumendruck über den Oberschenkel, die Kniekehle und die Wade bis zur Ferse.

Ihre Finger gleiten dabei sanft entlang der Beinaußenseiten.

Schritt 2: Streichen Sie mit beiden Händen gleichzeitig in einem Zug entlang der Beinaußenseiten vom Oberschenkel bis zum Fußknöchel.

Wiederholen Sie diese Massage mehrmals am rechten Bein, bevor Sie zum linken wechseln.

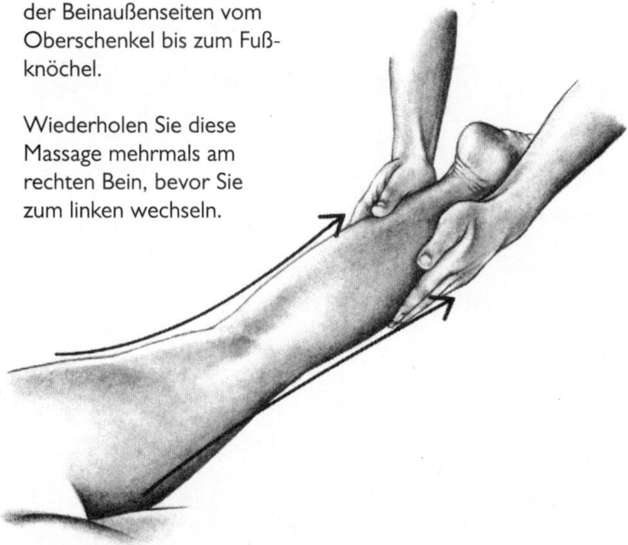

11 »Ausstreichen«

Dieses Ausstreichen der Beine bildet einen harmonischen Abschluss der Beinmassage. Sie können jetzt zu einem anderen Körperteil übergehen oder sich noch ein wenig weiter mit den Beinen Ihrer Partnerin beschäftigen (siehe gegenüberliegende Seite.)

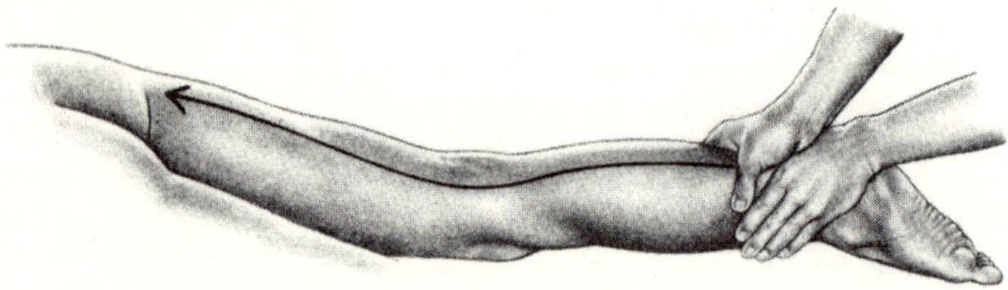

Umfassen Sie das Fußgelenk so mit der linken Hand, dass der Daumen außen am Fußknöchel liegt.

Die rechte Hand legen Sie so davor, dass der Daumen an der Innenseite der Wade liegt.

Die Finger beider Hände bleiben geschlossen.

Während Sie mit der linken Hand den Knöchel umfassen, streichen Sie mit der rechten Hand über das gesamte Bein bis zum Poansatz.

Wiederholen Sie diese Streichbewegung mehrere Male.

12 Wiederholung

Um die vorhergehende Beinmassage (siehe gegenüberliegende Seite) zu intensivieren, können Sie die »Sanfte Beinmassage« (siehe Seite 41) wiederholen.

13 Lustgefühle

Das Massieren der Beine wirkt auf viele Menschen sexuell erregend. Gehören Sie und Ihre Partnerin oder Ihr Partner dazu, sollten Sie die Beinmassageserie zweimal durchführen: einmal zum Einstimmen und zur Lockerung der Muskulatur.

Der zweite Durchgang dient der Stimulation der Lustgefühle. Gehen Sie dabei noch sanfter, zärtlicher und mehr streichelnd als massierend vor.

Statt der Hände können Sie Federn oder Seidenschals verwenden. Manche Menschen mögen auch weiche Fellstücke oder sogar Eiswürfel.

Nehmen Sie die Massageanleitungen als Anregung für die Bewegungsabläufe.

14 Der Wechsel

Die vorhergehenden Anleitungen für die Beinmassagen beschreiben die Anwendung für das rechte Bein. Es bleibt Ihnen überlassen, ob Sie die ganze Serie zuerst am rechten Bein und dann am linken durchführen oder jede Massage gleich jeweils an beiden Beinen. Für die Wirkung spielt dies keine Rolle.

Entscheiden Sie selbst, wann ein Seitenwechsel harmonisch erfolgen kann, ohne dass Sie beide ihn als störende Unterbrechung empfinden.

Von oben bis unten

Ihre Position

♀ SIE: Am besten legen Sie sich lang ausgestreckt auf einen Tisch.

♂ ER: Stellen Sie sich neben die rechte Körperseite Ihrer Partnerin.

15 Den Rücken streicheln

Schritt 1: Legen Sie beide Hände in Taillenhöhe flach auf die linke Körperseite Ihrer Partnerin.

Streichen Sie mit beiden Unterarmen nach vorn über den Taillenbereich.

Führen Sie die Unterarme auseinander, den einen bis zum Oberschenkel, den anderen bis zum Nacken.

Wiederholen Sie Schritt 1 mehrmals.

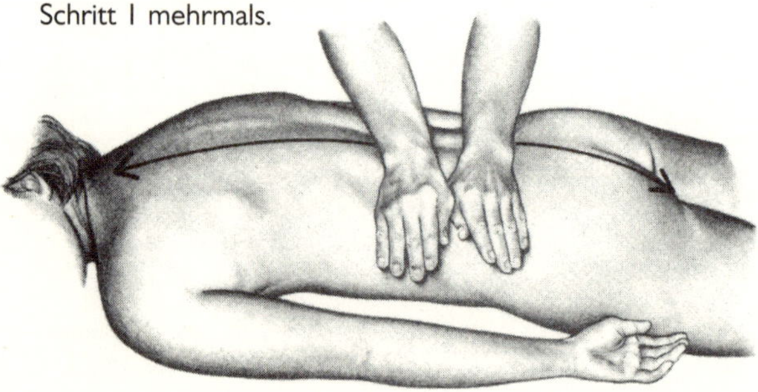

Diese Massagen lassen sich am besten auf einem Massagetisch oder einem anderen stabilen Tisch ausführen. Auf dem Fußboden oder im Bett ist es für beide unbequemer und etwas schwieriger.

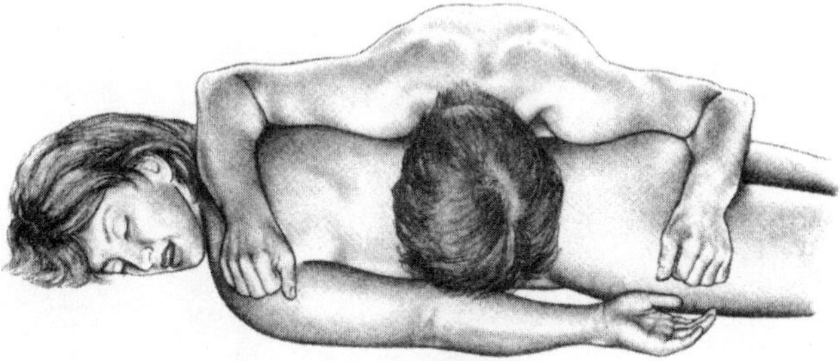

Schritt 2: Nachdem Sie die vorherige Massage mehrmals ausgeführt haben, legen Sie Ihren Oberkörper vorsichtig auf den Rücken Ihrer Partnerin, um sich etwas auszuruhen.

Achten Sie darauf, dass Sie in dieser Position nicht den Nacken anspannen oder Ihre Kehle zu fest aufdrücken.

Atmen Sie beide tief ein und aus, und genießen Sie den engen Körperkontakt.

16 Abschließendes Streicheln

Lassen Sie Ihre Hände langsam in einer langen Bewegung von den Füßen über die Schultern bis zu den Fingerspitzen gleiten.

Streicheln Sie zum Abschluss mit den Fingerspitzen noch einmal sanft und zärtlich die gesamte Rückseite Ihrer Partnerin.

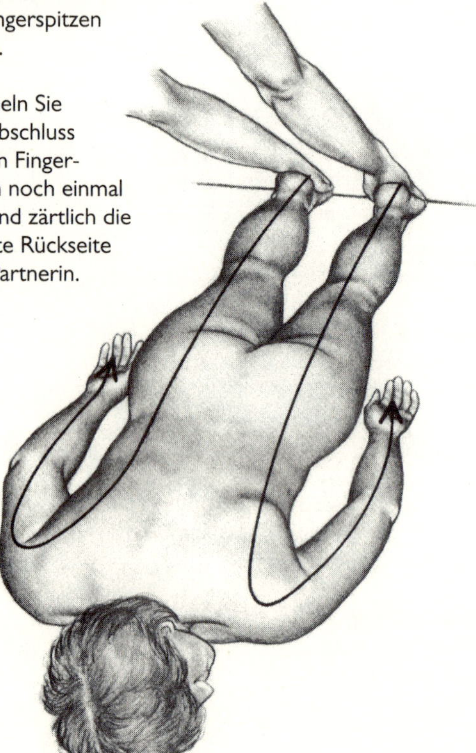

Die Arme

Falls Sie die Massagen bisher in der vorgegebenen Reihenfolge durchgeführt haben, sollten Sie sich beide etwas ausruhen, bevor Sie sich der Körpervorderseite zuwenden.

Führen Sie die nachfolgenden Armmassagen erst am rechten und dann gleich am linken Arm aus.

Ihre Position

♁ SIE: Legen Sie sich lang ausgestreckt auf den Rücken, am besten auf einen Tisch.

♂ ER: Knien oder stellen Sie sich neben die rechte Körperseite Ihrer Partnerin.

17 Verbindendes Streicheln der Arme

Schritt 1: Nehmen Sie vorsichtig das rechte Handgelenk in Ihre rechte Hand.

Streichen Sie mit Ihrer linken Hand an der Außenseite des rechten Armes vom Handgelenk bis zur Schulter.

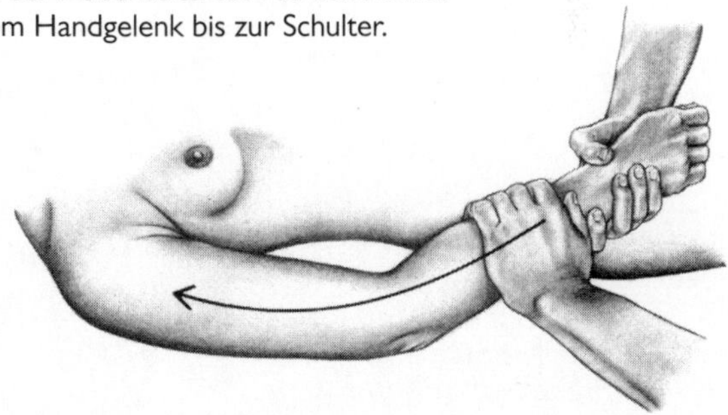

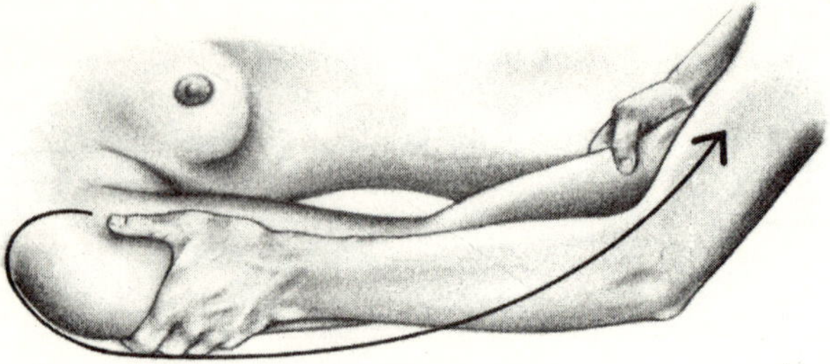

Schritt 2: Wenden Sie an der Schulterkuppe, und streichen Sie mit Ihrer Hand an der Rückseite des Armes wieder hinunter bis zum Handgelenk.

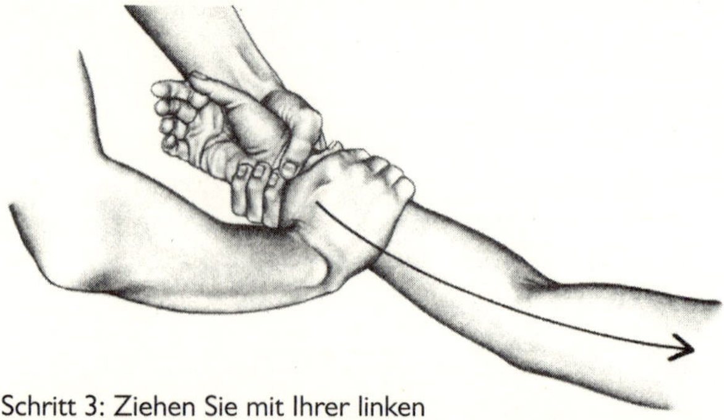

Schritt 3: Ziehen Sie mit Ihrer linken Hand das Handgelenk vorsichtig vom Körper Ihrer Partnerin weg.

Streichen Sie mit Ihrer rechten Hand auf der Innenseite des Armes aufwärts.

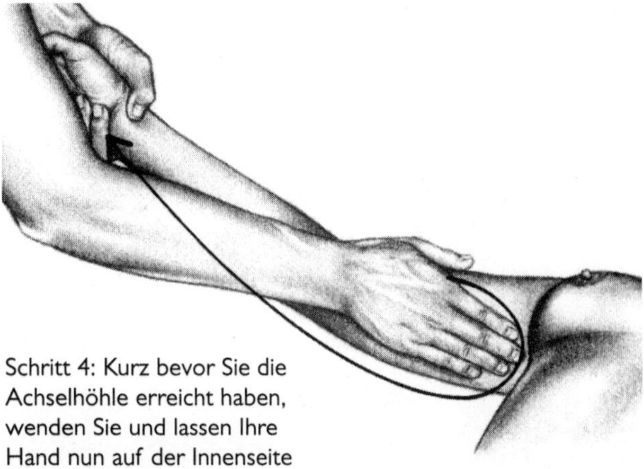

Schritt 4: Kurz bevor Sie die Achselhöhle erreicht haben, wenden Sie und lassen Ihre Hand nun auf der Innenseite des Armes abwärts bis zum Handgelenk gleiten.

Achten Sie darauf, das Ihre Finger stets geschlossen bleiben und der Daumen fest anliegt.

Wiederholen Sie die Schritte 1 bis 4 dieser Armmassage am besten mehrmals.

Vergessen Sie nicht, reichlich Massageöl zu verwenden, denn die Haut der Arminnenseite ist zart und bei vielen Menschen recht empfindlich.

18 Oberarmmassage

Geben Sie für diese Massage am besten noch einmal etwas frisches Massageöl auf Ihre Hände.

Schritt 1: Legen Sie die rechte Hand Ihrer Partnerin in Ihre Achselhöhle, damit ihr Arm Halt hat.

Streichen Sie mit der rechten Hand an ihrem Oberarm aufwärts, während Ihre linke Hand an der Armrückseite abwärtsstreicht.

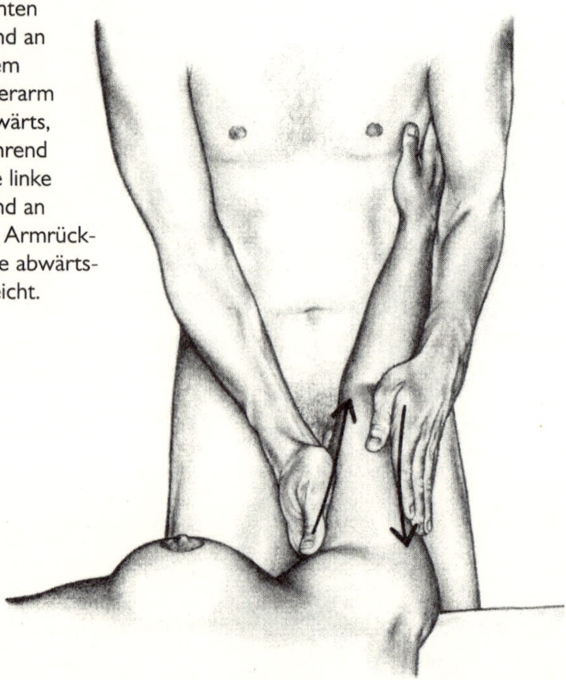

Schritt 2: Streichen Sie mit Ihrer linken Hand in kreisenden Bewegungen am Außenarm von der Schulter abwärts, während Ihre rechte Hand, beginnend am Ellenbogen, an der Innenseite des Oberarmes in kreisenden Bewegungen nach oben gleitet.

Kreisen Sie nun mit der linken Hand vom Ellenbogen entlang der Außenseite des Oberarmes aufwärts, während Sie mit der rechten Hand an der Rückseite kreisend hinabgleiten.

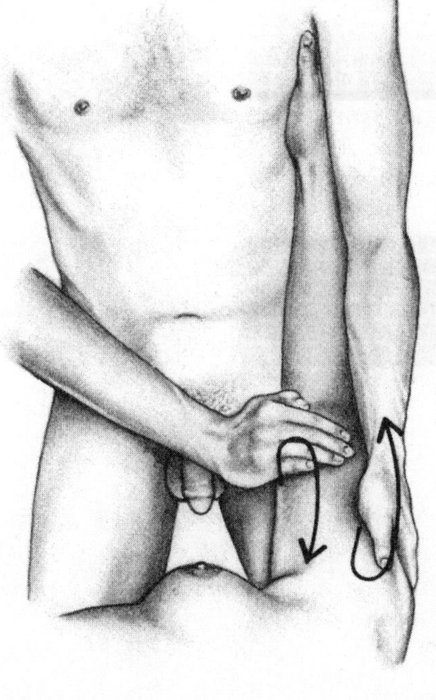

19 Den Unterarm massieren

Halten Sie den rechten Unterarm Ihrer Partnerin ungfähr im rechten Winkel.

Umfassen Sie das Handgelenk so, dass Ihre Daumen parallel nebeneinander liegen.

Streichen Sie mit einer Hand über den Unterarm bis zur Ellenbeuge.

Lockern Sie den Griff, und lassen Sie die Hand wieder bis zum Gelenk hinuntergleiten.

Wiederholen Sie dies mit der anderen Hand, bevor Sie auf die gleiche Weise den linken Arm massieren.

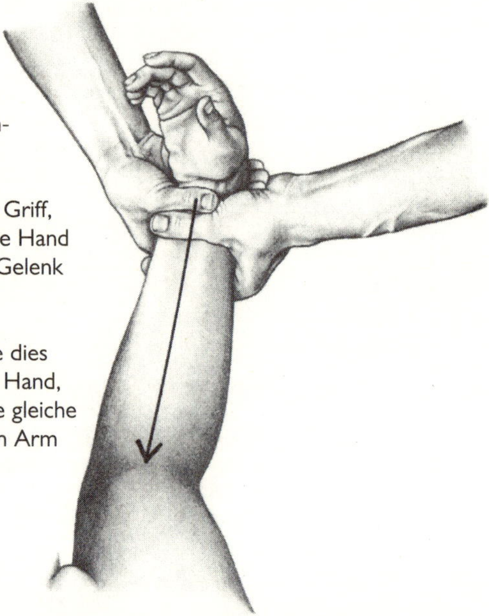

Die Innenseite des Unterarmes ist besonders empfindsam. Zartes Streicheln kann durchaus lustvolle Gefühle hervorrufen. Probieren Sie es aus, indem Sie nach der Massage mit Ihren Fingerspitzen sanft über die Haut streichen.

Die Hände

Beim Massieren der Hände sind kurze, glatt gefeilte Fingernägel sehr wichtig, damit Sie nicht die empfindliche Haut der Handflächen verletzen.

20 Den Handrücken kneten

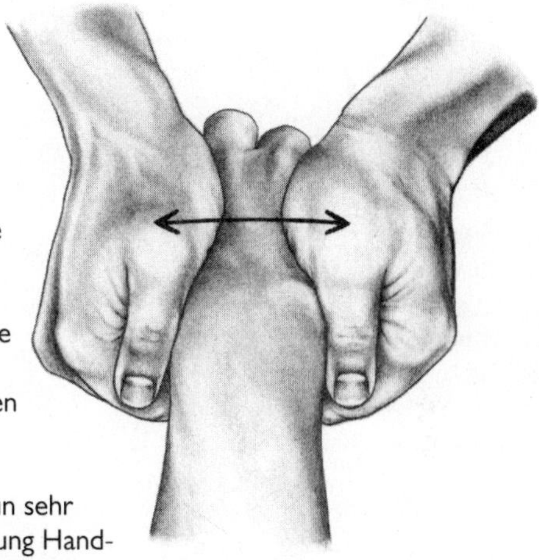

Nehmen Sie die rechte Hand so zwischen Ihre Hände, dass Ihre Handballen auf dem Handrücken liegen.

Streichen Sie nun sehr vorsichtig Richtung Handkanten, die Sie dabei leicht nach innen biegen.

Wiederholen Sie diese Bewegung mehrmals.

21 Den Handteller massieren

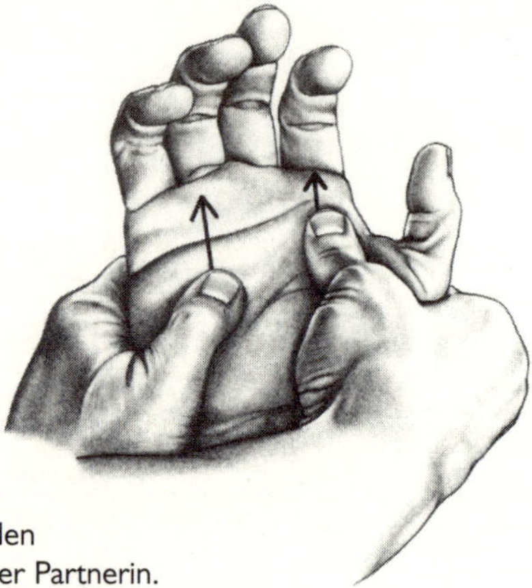

Legen Sie Ihre Daumen auf den Handteller Ihrer Partnerin.

Streichen Sie abwechselnd mit dem rechten und linken Daumen vom Handgelenk aus über die Handfläche.

Wiederholen Sie diese Streichbewegungen so oft, bis Sie die gesamte Handfläche massiert haben.

Nehmen Sie für die Handmassagen nur wenig Massageöl, damit die Hand Ihrer Partnerin nicht zu klebrig oder zu glatt wird. Dies wird meist von beiden Beteiligten als unangenehm empfunden.

22 Zwischen Daumen und Zeigefinger massieren

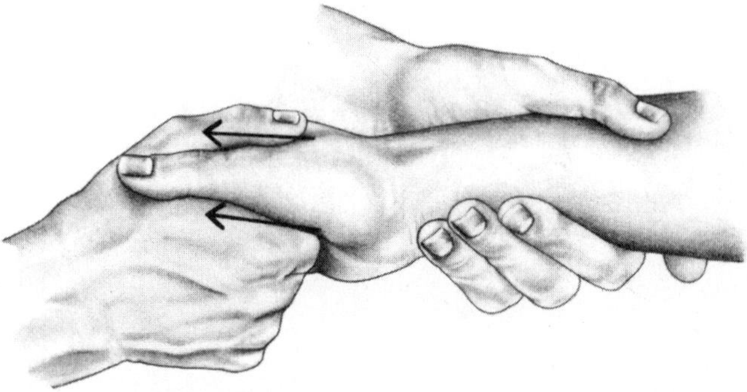

Nehmen Sie die Haut zwischen Daumen und Zeigefinger der rechten Hand zwischen Ihren rechten Daumen und Ihren angewinkelten Zeigefinger.

Massieren Sie die Haut in einer sehr sanften, ziehenden Streichbewegung.

Wiederholen Sie diese Bewegung mehrmals.

23 Die Finger massieren

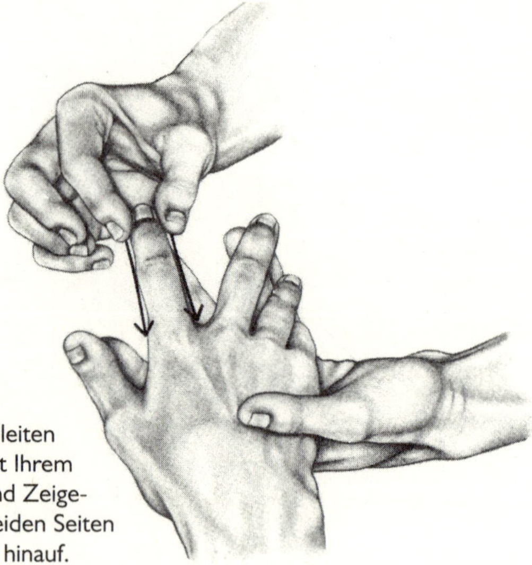

Schritt 1: Gleiten Sie sanft mit Ihrem Daumen und Zeigefinger an beiden Seiten des Fingers hinauf.

Beginnen Sie an der Fingerspitze, und streichen Sie zärtlich und sehr vorsichtig am Finger entlang!

Um die Finger zu lockern, nehmen Sie die Fingerspitze zwischen Daumen und Zeigerfinger, dann ziehen Sie den Finger ganz vorsichtig in die Länge.

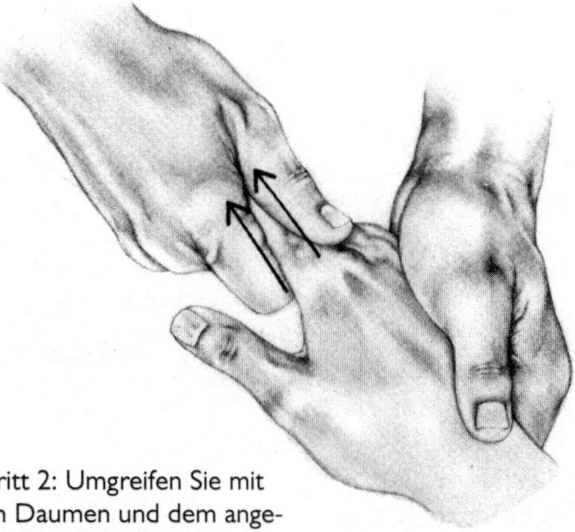

Schritt 2: Umgreifen Sie mit dem Daumen und dem angewinkelten Zeigefinger einen Finger Ihrer Partnerin an seiner Wurzel.

Streichen Sie sanft entlang des Fingers bis zur Fingerkuppe.

Führen Sie Schritt 1 und 2 mehrere Male am Daumen und an jedem Finger aus.

Üben Sie keinen Druck auf die Finger aus!

24 Die Handflächen massieren

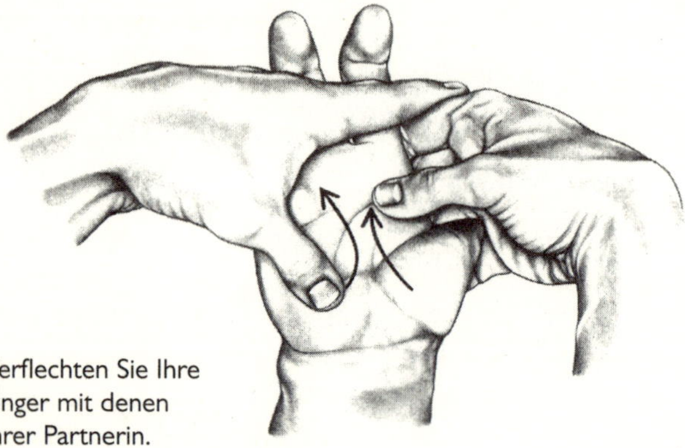

Verflechten Sie Ihre Finger mit denen Ihrer Partnerin.

Dehnen Sie ihre Handfläche leicht, sodass sich die Hand weit öffnet.

Nun streichen Sie federleicht und kreisförmig mit Ihren Daumenkuppen über die Handfläche – aber nur sehr, sehr leicht!

Bei vielen Menschen gehören die Handteller zu ihren erogenen Zonen. Zartes Streicheln erregt sie in hohem Maße. Es gibt aber auch Menschen, die im Handbereich sehr kitzlig sind. Ihnen sind die Berührungen unangenehm.

25 Rundum Zärtlichkeit

Nach dem Massieren der Hände wird Ihre Partnerin es als wohltuend empfinden, wenn Sie ihre Arme noch einmal intensiv streicheln.

Die Massage

»Verbindendes Streicheln der Arme« (siehe Seite 53) ist dafür ausgezeichnet geeignet.

26 Arm und Hand federleicht streicheln

Streichen Sie abwechselnd mit Ihrer rechten und linken Hand in leichten Kreisbewegungen mit den Fingerspitzen über den ganzen Arm und die ganze Hand Ihrer Partnerin – mal mit langen und mal mit kurzen Streichbewegungen.

27 Weitere Wiederholungen

Falls Sie die Arm- und Handmassagen nicht gleich an beiden Armen beziehungsweise Händen ausgeführt haben, wenden Sie sich jetzt der linken Körperseite Ihrer Partnerin zu.

Die Vorderseite der Beine

Ihre Position

⚲ SIE: Legen Sie sich entspannt auf das Bett, den Fußboden oder einen stabilen Tisch.

♂ ER: Knien (oder stellen) Sie sich vor die Füße Ihrer Partnerin.

28 Verbindendes Streicheln der Beine

Für beide Hände gilt: Die Kleinfingerseite der Hand führt, die Daumen liegen eng am Zeigefinger.

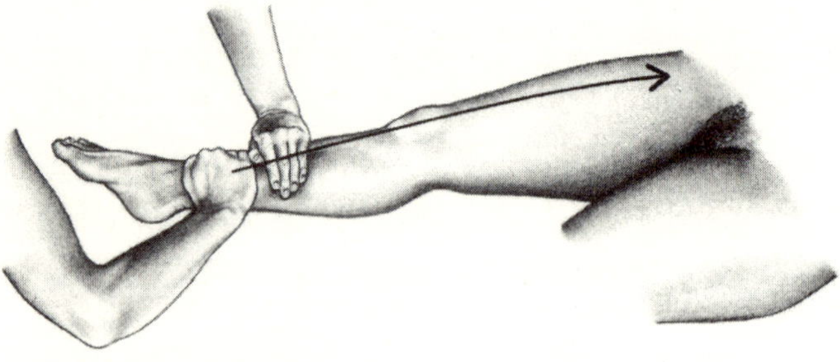

Schritt 1: Umfassen Sie mit Ihrer rechten Hand das Fußgelenk Ihrer Partnerin.

Greifen Sie dabei von oben.

Streichen Sie mit Ihrer linken Hand voran an der Vorderseite des Beines aufwärts.

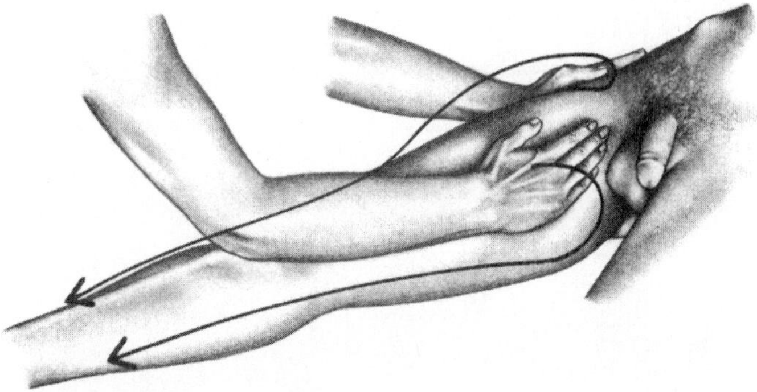

Schritt 2: Sind Sie unterhalb der Hüfte angelangt, bewegen Sie Ihre Hände kreisend auseinander.

Streichen Sie nun sehr sanft an der Innen- und Außenseite des Beines wieder hinunter.

Wiederholen Sie diese gesamte Streichbewegung mehrmals.

Die Oberschenkelinnenseite ist auch beim Mann eine ausgeprägte erogene Zone. Führen Sie diese Massage daher ganz besonders liebevoll und intensiv aus, wenn Sie Ihren Partner massieren!

29 Kleines anregendes Streicheln zwischendurch

Führen Sie am Oberschenkel eine Serie von verbindenden Massagestrichen aus, so wie jene, die in den vorhergehenden Anleitungen beschrieben sind.

Machen Sie jedoch nur

kleine, kreisförmige Bewegungen, und konzentrieren Sie sich dabei ausschließlich auf die Oberschenkel.

Beginnen Sie

mit dem ersten Kreisen am Knie, und arbeiten Sie sich langsam hinauf bis in die Hüftregion, wobei Sie jeden Kreis immer etwas höher ansetzen. Berühren Sie aber zunächst nicht den Genitalbereich!

Ölen Sie die Oberschenkel

und Ihre Hände gründlich ein, bevor Sie mit der Massage beginnen. Dies gilt vor allem, wenn ein Mann massiert wird, der an den Oberschenkeln behaart ist. Selbst sehr feine Härchen können ziepen, was den sinnlichen Genuss der Massage empfindlich stört.

30 Die Oberschenkel kneten

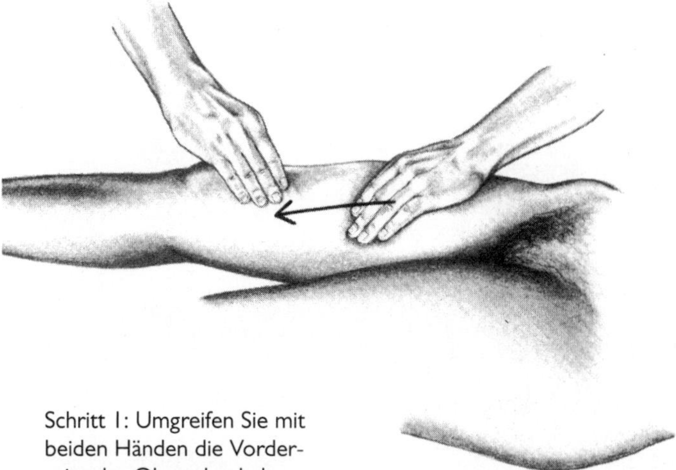

Schritt 1: Umgreifen Sie mit beiden Händen die Vorderseite des Oberschenkels, legen Sie dabei eine Hand knapp über das Knie und die andere unterhalb der Hüfte auf den Oberschenkel.

Kneten Sie den Oberschenkel vorsichtig mit einer Hand, indem Sie Handfläche und Daumen gegeneinanderdrücken. Führen Sie die knetende Hand langsam zur anderen Hand. Lockern Sie dann den Griff.

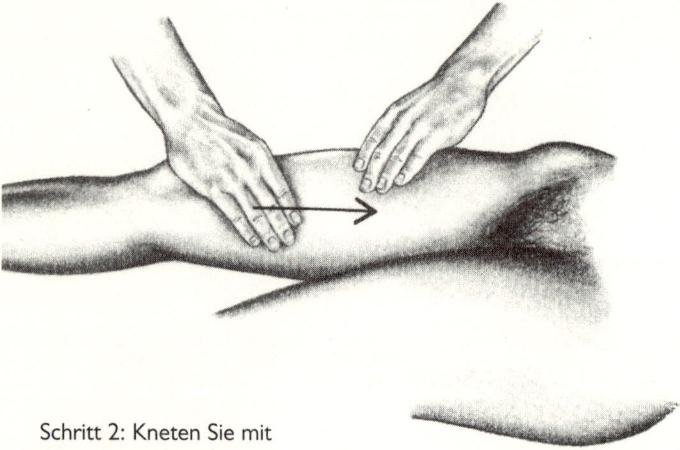

Schritt 2: Kneten Sie mit der anderen Hand den Oberschenkel auf die gleiche Weise, wie es in Schritt 1 beschrieben ist.

Massieren Sie nach und nach die gesamte Vorderseite des Oberschenkels.

31 Wiederholung

Bevor Sie sich den Füßen zuwenden, sollten Sie die Massage »Verbindendes Streicheln der Beine« (siehe Seite 66) noch einmal an beiden Beinen intensiv durchführen.

Erregend wirkt es

bei vielen Menschen, wenn man im Verlauf der Beinmassagen spontan – so als sei es unabsichtlich – mit dem Handrücken oder den Fingerspitzen über den Genitalbereich und/oder die Hüften der Partnerin oder des Partners streicht.

Seien Sie flexibel,

und unterdrücken Sie nicht etwa Lustgefühle, nur weil Sie die Massage zu Ende führen wollen. Reagieren Sie beide auf Ihre entstehende Lust, wie es Ihrer Erregung entspricht.

Das Nachspiel

ist vor allem für Frauen ein wichtiger Bestandteil ihres sexuellen Erlebens. Die Rücken- und Beinmassagen in diesem Buch sind für einen innigen, harmonischen Ausklang oder als Übergang in erneute Ekstase bestens geeignet.

Die Füße

Die Fußmassage umfasst die Massagen Nummer 32 bis 37. Führen Sie bitte in diesem Fall möglichst alle Massagen am rechten Fuß aus, bevor Sie zum linken wechseln.

32 Die Fußknöchel umkreisen

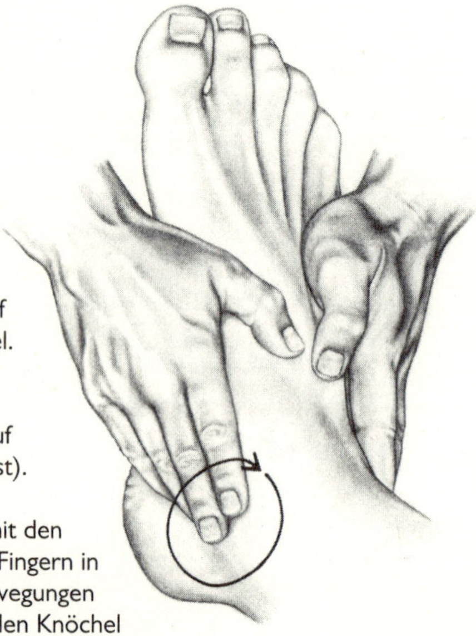

Legen Sie Ihre Hände flach auf den Fußknöchel.

Die Daumen liegen locker auf dem Spann (Rist).

Streichen Sie mit den geschlossenen Fingern in kreisenden Bewegungen sehr sanft um den Knöchel herum. Führen Sie die Kreise immer zum Spann, nicht zur Ferse hin.

33 Den Fußrücken ausstreichen

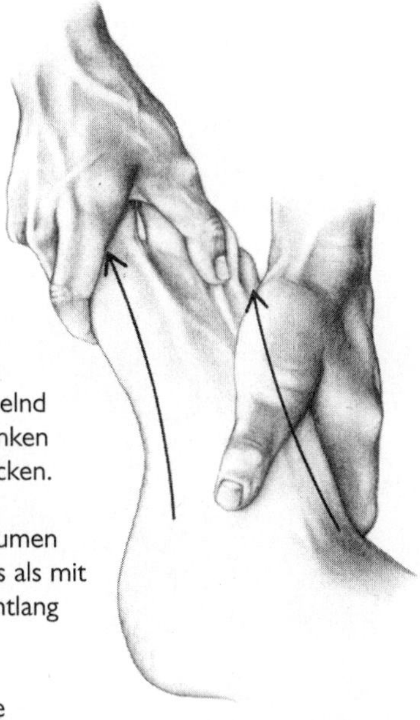

Streichen Sie abwechselnd mit der rechten und linken Hand über den Fußrücken.

Üben Sie mit dem Daumen etwas mehr Druck aus als mit den Fingern, die Sie entlang der Fußsohle führen.

Wiederholen Sie diese Streichbewegungen mehrmals.

Manche Menschen sind an den Fußsohlen sehr kitzlig. Das Einreiben mit Massageöl kann diese Empfindlichkeit lindern. Hilft das Öl nichts, streichen Sie am besten nur mit der flachen Hand über den Fußrücken, ohne die Fußsohle zu berühren.

34 Die Fußsohle ausstreichen

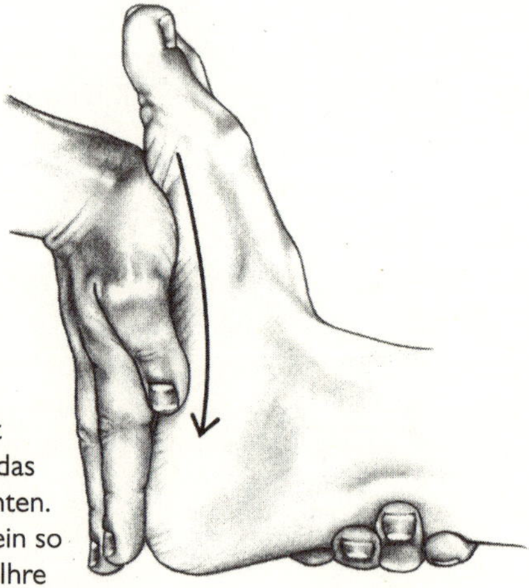

Umfassen Sie mit der linken Hand das Fußgelenk von unten. Heben Sie das Bein so weit an, dass Sie Ihre Hand ganz bequem über die Fußsohle führen können.

Die Streichbewegung beginnt an den Sohlenballen und endet an der Ferse.

Streichen Sie mit dem Handballen der rechten Hand fest über die Wölbung der Fußsohle.

Wiederholen Sie dieses Ausstreichen des Fußes mehrmals.

35 Fingerkreisen auf dem Fußrücken

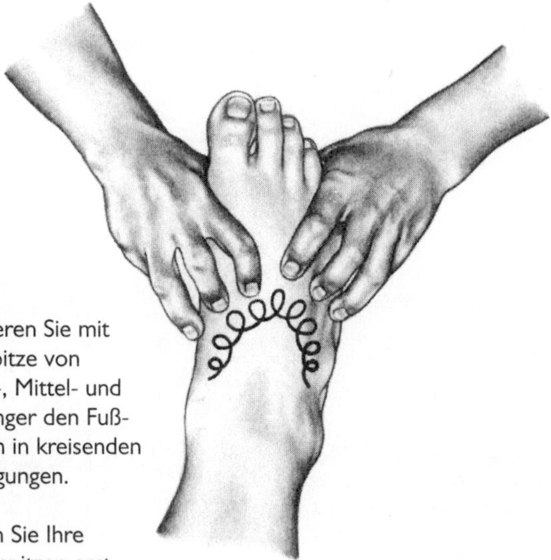

Massieren Sie mit der Spitze von Zeige-, Mittel- und Ringfinger den Fußrücken in kreisenden Bewegungen.

Lassen Sie Ihre Fingerspitzen erst ganz sanft über die Haut gleiten.

Verstärken Sie dann den Druck so, dass Sie die Haut des Fußrückens ein wenig bewegen und Sie die Sehnen und Muskeln spüren.

Wiederholen Sie dieses Kreisen mehrmals und immer abwechselnd, also einmal sanft, dann etwas fester.

36 Die Zehenzwischenräume ausstreichen

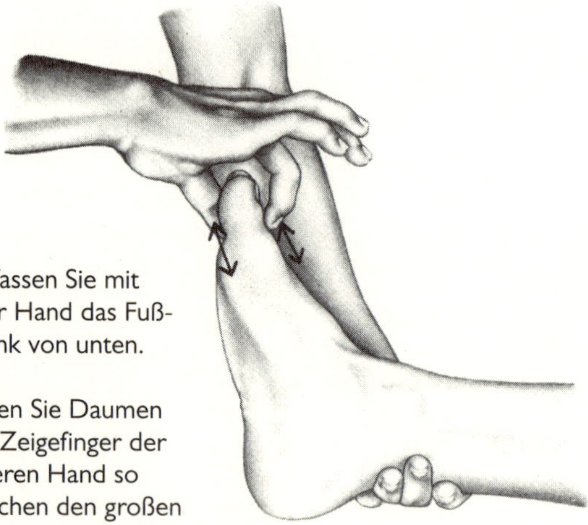

Umfassen Sie mit einer Hand das Fußgelenk von unten.

Setzen Sie Daumen und Zeigefinger der anderen Hand so zwischen den großen und den zweiten Zeh, dass sich die Fingerspitzen berühren.

Lassen Sie nun die Finger in dem Zehenzwischenraum sanft auf und ab gleiten.

Verfahren Sie genauso mit allen Zehenzwischenräumen.

Führen Sie diese Massage nicht aus, wenn die Haut zwischen den Zehen entzündet oder rissig ist.

37 Die Zehen entspannen

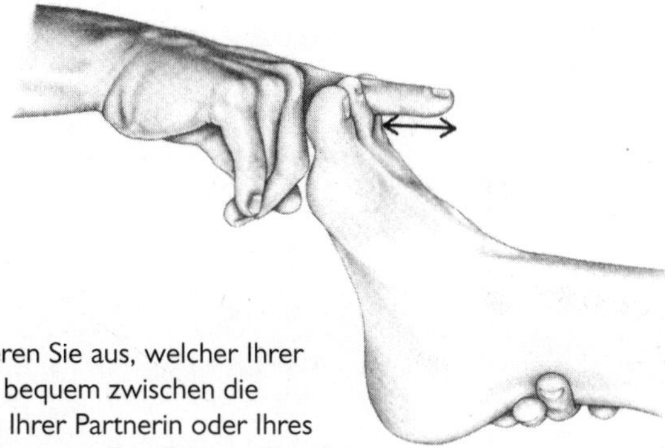

Probieren Sie aus, welcher Ihrer Finger bequem zwischen die Zehen Ihrer Partnerin oder Ihres Partners passt. Der Finger sollte die Zehen nicht zu weit spreizen, das heißt, mitunter muss man den kleinen Finger nehmen.

Umfassen Sie mit einer Hand das Fußgelenk von unten.

Legen Sie den Finger der anderen Hand zwischen den großen und den zweiten Zeh. Schieben Sie nun Ihren Finger langsam und sanft vor und zurück.

Gehen Sie bei den Zwischenräumen aller Zehen so vor.

38 Wiederholung

Bevor Sie sich nun dem Körper Ihrer Partnerin oder Ihres Partners zuwenden, sollten Sie wiederum die Massage »Verbindendes Streicheln der Beine« (siehe Seite 66) an beiden Beinen ausführen.

39 Zartes Streicheln von Bein und Fuß

Streichen Sie zärtlich mit Ihren Fingerspitzen über die Beine und Füße. Machen Sie dabei sowohl kurze wie lange Streichbewegungen. Setzen Sie mal die eine, mal die andere Hand ein. Verstärken Sie zwischendurch den Druck Ihrer Fingerspitzen. Dies geschieht mitunter instinktiv, denn Ihre Erregungskurve und die Ihrer Partnerin oder Ihres Partners wird während der Massage steigen.

40 Seitenwechsel

Wenn nicht ausdrücklich erwähnt, bleibt es Ihnen überlassen, ob Sie mehrmals Ihre Position verändern, um eine Massage sowohl am rechten als auch am linken Bein beziehungsweise Fuß direkt hintereinander auszuführen. Manche Paare stört es, wenn während der Massage andauernd der Platz gewechselt wird. Andere empfinden genau das Gegenteil.

Probieren Sie aus, was für Sie beide angenehm und luststeigernd ist. Ausschlaggebend sind Ihre persönlichen Gefühle, Wünsche und Lustkurven, die durch die erotische Massage eine noch innigere und höhere Dimension bekommen sollen.

Brust und Bauch

Die Zeichnungen der folgenden Massagen zeigen wiederum wie der männliche Teil des Paares die Massagen ausführt. Viele Frauen genießen die nachfolgend aufgeführten Bauch- und Brustmassagen sehr, was aber keineswegs bedeutet, dass Männer dies nicht tun. Die meisten lassen sich genauso gern massieren, manche gestehen es nur nicht ein!

Falls Sie jemals den althergebrachten Gedanken hegten, Zärtlichkeit zu empfangen, sei ein Privileg der Frauen, dann vergessen Sie das ganz schnell. Wechseln Sie sich ab in der aktiven beziehungsweise passiven Rolle, es wird Ihren sexuellen Genuss mit einiger Sicherheit steigern.

Vergessen Sie bitte nicht, die in diesem Buch gezeigten Griffe basieren auf einer bewährten Massagetechnik, doch sollten Sie diese Technik nicht wie ein Gesundheitsprogramm anwenden, sondern sie als Bindeglied und Förderer Ihres gemeinsamen sexuellen Erlebens betrachten.

Das heißt: Lernen Sie die Griffe, um sie dann instinktiv zur Steigerung der Lust und als Ausdruck Ihres Begehrens einsetzen zu können. Oder anders ausgedrückt: Die besten Griffe nützen wenig, wenn nicht bei beiden Beteiligten die Bereitschaft besteht, auf die Wünsche des Sexpartners beziehungsweise der Sexpartnerin einzugehen und sich aufeinander zu konzentrieren.

Ihre Position

♀ SIE: Legen Sie sich flach auf den Rücken, breiten Sie Ihre Arme so weit aus, dass sie etwas vom Körper entfernt, aber vollkommen entspannt auf der Unterlage liegen.

♂ ER: Knien Sie sich rechts so neben Ihre Partnerin, dass Sie bequem ihren Bauch und ihre Brust erreichen.

41 Den Bauch massieren

Diese Massage besteht aus drei Schritten. Massieren Sie anfangs nur jeweils mit einer Hand, und setzen Sie erst in Schritt 3 beide Hände ein.

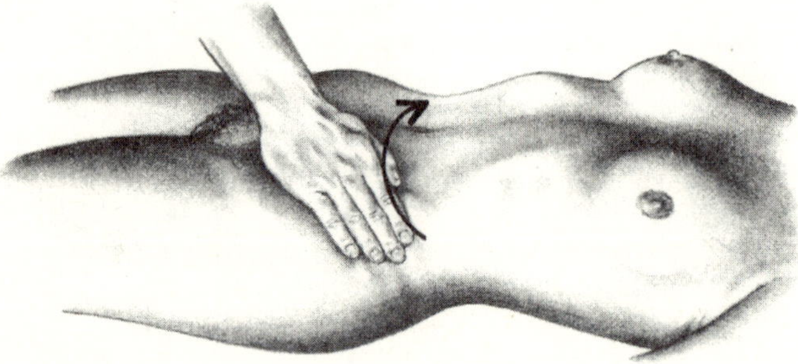

Schritt 1: Streichen Sie mit Ihrer rechten Hand in einem Halbkreis über den Unterbauch.

Bei dieser Massage neigt der/die Massierte dazu, die Bauchmuskeln anzuspannen oder den Bauch einzuziehen. Versuchen Sie jedoch, von Kopf bis Fuß vollkommen entspannt zu liegen, das fördert die lustvolle Wirkung dieser Streichbewegungen.

Verteilen Sie etwas Massageöl auf Ihren Händen. Denken Sie aber bitte daran, dass dieses Öl nun auch in den Genitalbereich gelangen kann. Parfümierte oder manche mit Aromaessenzen angereicherte Öle können bei empfindlichen Menschen die feine Haut zwischen den Schamlippen und an der Klitoris reizen.

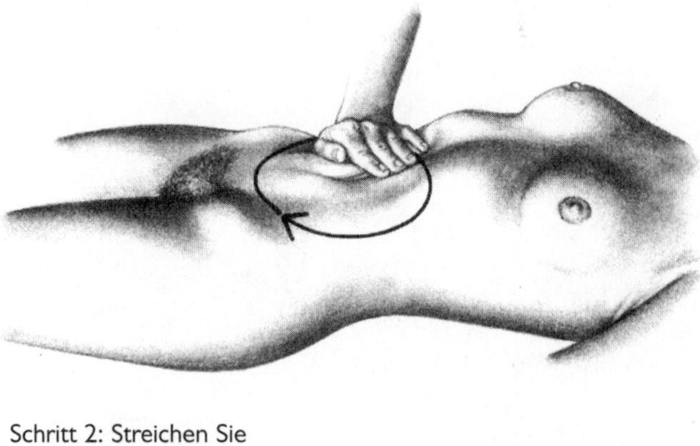

Schritt 2: Streichen Sie mit Ihrer linken Hand in einem ganzen Kreis über den Bauch.

Schritt 3: Verbinden Sie jetzt Ihre Handbewegungen:

Während Sie mit Ihrer rechten Hand den Halbkreis auf dem Unterbauch ausführen, liegt die linke Hand auf dem Oberbauch (unterhalb des Brustkorbes).

Heben Sie nun die rechte Hand leicht an, und führen Sie mit Ihrer linken Hand die volle Kreisbewegung mit sanftem Druck auf dem gesamten Bauch aus.

Wiederholen Sie den ganzen Bewegungsablauf (Schritt 1 bis 3) mehrmals.

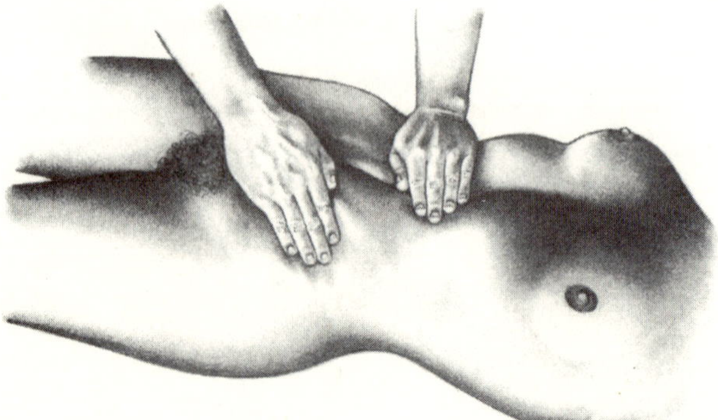

42 Die Körpermitte ausstreichen

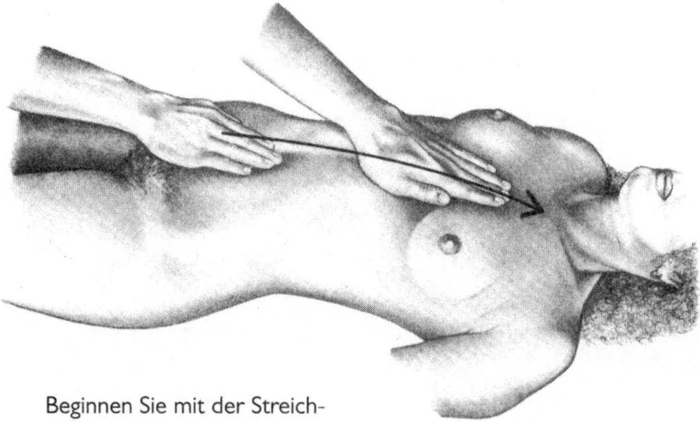

Beginnen Sie mit der Streichbewegung oberhalb des Ansatzes der Schamhaare.

Streichen Sie langsam und fest mit wechselnden Händen über die Körpermitte.

Beginnen Sie am Unterbauch, und streichen Sie aufwärts bis kurz vor die Kehle.

Üben Sie weder auf das Schambein (Venushügel) noch auf den Bereich der Kehle irgendeinen Druck aus. Das eine wie das andere beziehungsweise beides wird von vielen Menschen als unangenehm empfunden.

43 Die Brüste massieren

Die Massage umfasst zwei Schritte. Beachten Sie bitte die »Anmerkungen zur Brustmassage« auf Seite 86.

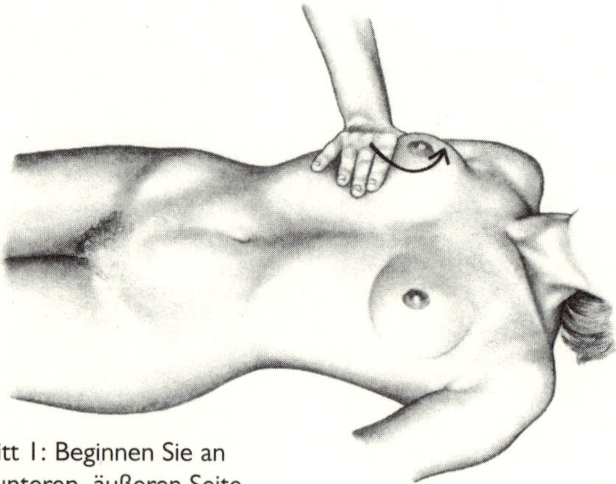

Schritt 1: Beginnen Sie an der unteren, äußeren Seite der Brust.

Lassen Sie Ihre rechte Hand über die Brust hochgleiten, bis Sie mit Daumen und Zeigefinger die Brustwarze umschließen.

Massieren Sie nun entgegen dem Uhrzeigersinn um die Brustwarze herum, und bewegen Sie dabei die Brust hin und her.

Schritt 2: Jetzt setzen Sie die linke Hand ein, während die rechte die Brust stützt.

Beginnen Sie an der gleichen unteren, äußeren Brustseite.

Gleiten Sie so über die Brust, dass Daumen und Zeigefinger die Brustwarze umschließen.

Fahren Sie fort, indem Sie nun im Uhrzeigersinn um die Brustwarze herum massieren, während Sie dabei mit Ihrer Hand die Brust auf und ab bewegen.

Wiederholen Sie diesen Ablauf mehrmals mit wechselnden Händen.

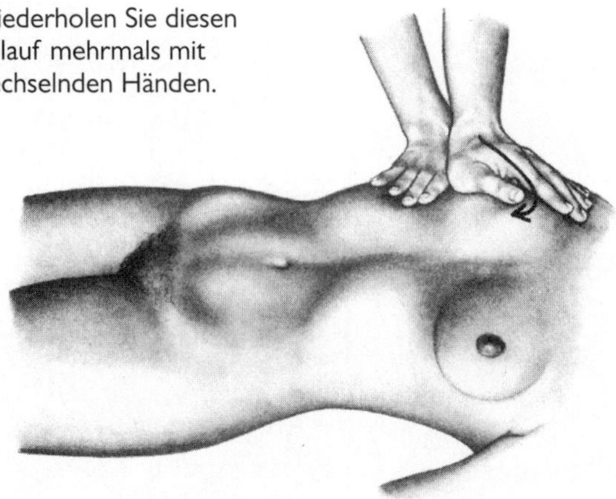

Anmerkungen zur Brustmassage

Bei vielen Frauen sind die Brüste sehr empfindlich. Dies betrifft sowohl das Brustgewebe als auch die Brustwarzen. Vergessen Sie das Ammenmärchen, große Brüste und große Brustwarzen könne man fester »anpacken« als kleine, weil sie wesentlich unempfindlicher seien.

Sprechen Sie offen und ehrlich mit Ihrer Partnerin darüber, wie sie Ihre Berührungen oder Massagen der Brüste empfindet. Nichts lässt die Lust schneller auf den Nullpunkt sinken als die falsche Behandlung dieses höchst erogenen Bereichs.

Das Spiel mit den Brüsten gehört zu den höchst erotischen Teilen des Sexlebens. Verderben Sie sich nicht den Lustgenuss, indem Sie Hemmungen haben, über Vorlieben oder Abneigungen zu sprechen.

Die Brustwarzen eines Mannes

können genauso empfindlich, aber auch genauso erogen sein wie die der Frauen. Probieren Sie es aus!

Verbinden Sie

am besten die vorhergehende Massage »Die Brüste massieren« (siehe Seite 84 und 85) mit der nun folgenden, dem »Brustwarzen streicheln«. Führen Sie erst alle Massagen an der rechten Brust aus, bevor Sie sich der linken zuwenden.

44 Brustwarzen streicheln

Stellen Sie sich die Brustwarze wie eine Radachse und den Warzenhof als ein Rad mit empfindsamen Speichen vor.

Umfassen Sie die Brustwarzen mit den Kuppen von Daumen und Zeigefinger.

Ziehen Sie die Hände auseinander, während Sie mit Ihren Fingerspitzen über den Warzenhof streichen.

Wiederholen Sie diese Bewegung – kreisförmig vorgehend – in alle Richtungen.

Drücken Sie mit Daumen und Zeigefinger einer Hand vorsichtig den Warzenhof, und gleiten Sie mit der Daumen- und Fingerkuppe an der Brustwarze auf und ab.

Führen Sie diese Bewegungen in rascher Folge mit wechselnden Händen aus.

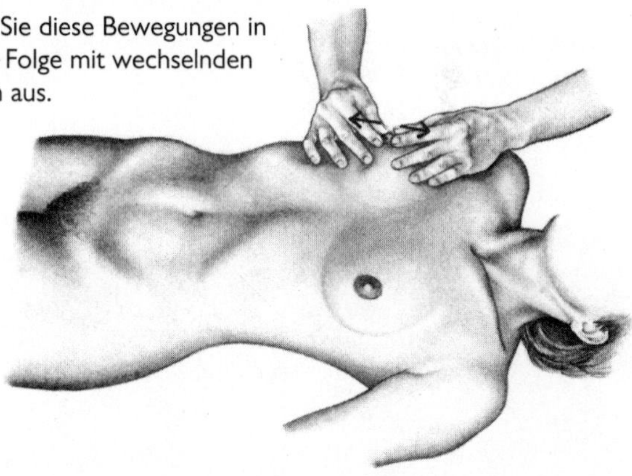

45 Die Körperseiten dehnen

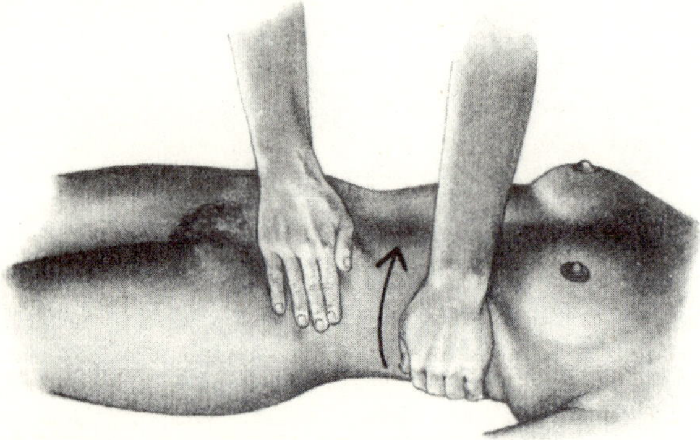

Beugen Sie sich über Ihre Partnerin.

Streichen Sie abwechselnd mit beiden Händen in einer sanften ziehenden Bewegung vom hinteren Rippenbogen nach vorn bis zur Mittellinie des Körpers.

Wechseln Sie die Seite, und dehnen Sie die andere Körperseite auf die gleiche Weise.

Beschränken Sie sich bei der Massage der Körperseiten nicht auf den Taillenbereich. Führen Sie die sanften Streichbewegungen von den Hüften bis hinauf unter die Arme aus. Seien Sie dabei in der Brustregion jedoch besonders vorsichtig (siehe »Anmerkungen zur Brustmassage«, Seite 86).

46 Entspannen

Streichen Sie mit Ihren Fingerspitzen – mit wechselnden Händen – in leichten Bewegungen über den ganzen Rumpf. Widmen Sie sich dabei besonders intensiv den Genitalien und den Oberschenkeln.

Lassen Sie Ihrem Begehren freien Lauf! Genießen Sie, wie Sie beide schneller atmen. Spüren Sie Ihre bereits vorhandene oder aufkommende Lust.

Schweigen Sie nicht, wenn Sie das Bedürfnis haben, miteinander zu sprechen! Achten Sie auf die Reaktionen des anderen, und gehen Sie darauf ein. Sexuelle Lust ist ein fließender Vorgang, den Sie so intensiv wie möglich gemeinsam erleben sollten.

Je inniger Sie sich verbunden fühlen, umso höher werden die Wogen der Ekstase Sie tragen.

Die männlichen Genitalien

Ihre Position

⚥ SIE: Knien Sie sich am besten neben Ihren Partner, wenn er auf dem Boden liegt. Befinden Sie sich beide in einem Bett, können Sie sich auch auf die Bettkante setzen.

♂ ER: Legen Sie sich entspannt flach auf den Rücken, und spreizen Sie leicht die Beine.

47 Mit Gleitmittel einreiben

Beachten Sie bitte die »Anmerkungen zu Gleitmitteln« auf den Seiten 92 und 93.

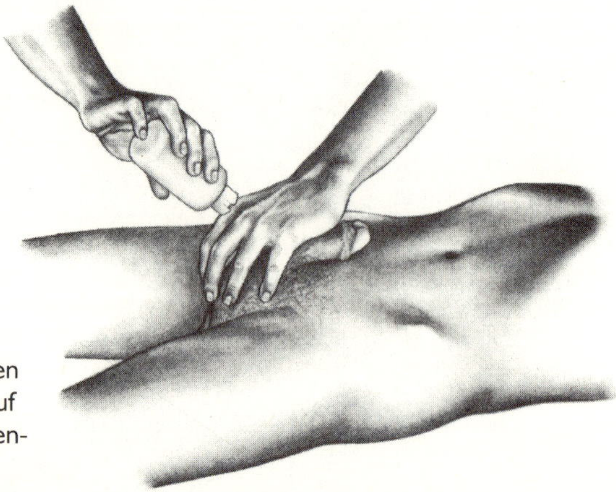

Schritt 1: Legen Sie eine Hand mit gespreizten Fingern auf den Hodensack und den Penis.

Gießen Sie mit der anderen Hand das Gleitmittel so auf Ihren Handrücken, dass die Flüssigkeit zwischen Ihren Fingern hindurchtropft.

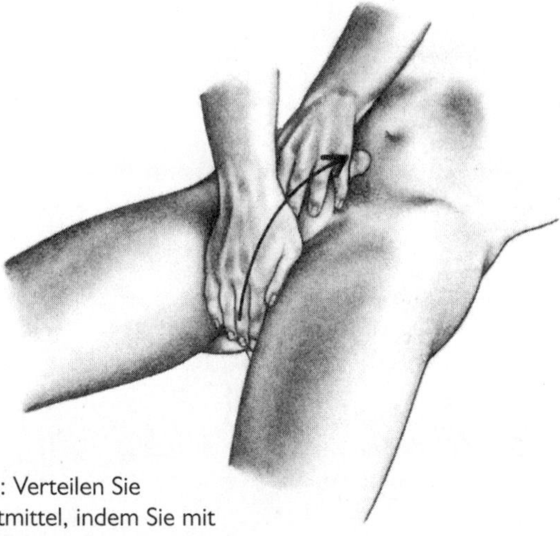

Schritt 2: Verteilen Sie das Gleitmittel, indem Sie mit beiden Händen (jeweils abwechselnd) vom Perineum (das Stück zwischen After und Ansatz des Hodensackes) aufwärts über Hodensack und Penis streichen.

Am Perineum können Sie etwas stärkeren Druck ausüben.

Verwenden Sie reichlich Gleitmittel (ist besser als Öl), denn das nachfolgende »Spiel mit dem Penis« erfordert eine sehr hohe Gleitfähigkeit von Haut und Händen.

Sollte Ihr Partner während dieser oder der folgenden Massage ejakulieren, gehen Sie zu »Sein – Ausklang und Pause« über *(siehe Seite 118)**.*

Anmerkungen zu Gleitmitteln

Verwenden Sie für den weiblichen und männlichen Genitalbereich ausschließlich Mittel, die in keiner Weise hautreizend wirken. Die Haut der Eichel ist ganz besonders empfindlich, von der Empfindlichkeit der Schleimhäute der Vagina ganz zu schweigen.

Massageöl, das auf der

Körperhaut bestens vertragen wird, kann im Genitalbereich äußerst unangenehme Reizungen und sogar entzündliche Prozesse verursachen.

Es ist keine Überängstlichkeit,

wenn man hier zu größter Vorsicht rät. Empfehlenswert sind Gleitmittel, die für das leichtere Eindringen des Penis in die Vagina gedacht sind. Sie eignen sich auch ausgezeichnet, um den Genitalbereich für erotische Massagen gleitfähiger zu machen.

Vor allem Männer

lehnen derartige Hilfsmittel häufig ab, weil sie meinen, die natürliche, bei Erregung entstehende Sekretion würde »für alle Zwecke« ausreichen. Das mag vielfach zutreffen, jedoch ist eine erotische Massage wesentlich wirkungsvoller, wenn Ihre Hände leicht und widerstandlos gleiten.

Die Auswahl an Gleitmitteln,

die für den Gebrauch beim Sex, das heißt speziell für den Genitalbereich entwickelt wurden, ist ziemlich groß. Die guten Gleitmittel sind dermatologisch getestet. Wenn Sie noch keine Erfahrung damit haben, lassen Sie sich in der Apotheke oder in einem guten Sexshop beraten.

Achten Sie auf jeden Fall

auf Folgendes: Prüfen Sie auf dem Beipackzettel, ob das Gleitmittel diese Eigenschaften aufweist:

- Es sollte wasserlöslich sein; auf dem Beipackzettel steht häufig: »auf Wasserbasis« oder »auf wässriger Basis«.
- Es sollte fettfrei sein, das heißt frei von mineralölhaltigen Fetten.
- Es muss 100 Prozent latexverträglich sein; das ist natürlich sehr wichtig, wenn Sie Kondome verwenden; steht lediglich »kondomfreundlich« auf der Verpackung, müssen Sie genau prüfen, ob sich das auch auf Latex bezieht. Im Zweifelsfall geben Sie besser dem Mittel mit der eindeutigen Aussage »latexverträglich« den Vorzug.
- Und nicht zuletzt: Das Gleitmittel sollte weder parfümiert sein noch Farbstoffe enthalten.

48 Penismassage

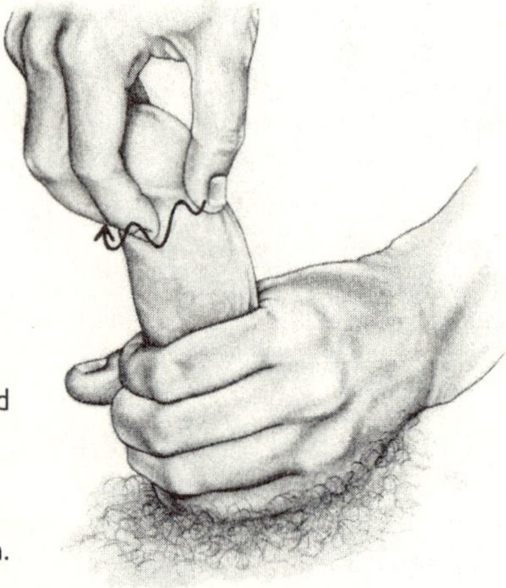

Umfassen Sie mit Ihrer linken Hand vorsichtig den Penisschaft unterhalb der Eichel.

Führen Sie die Hand sanft abwärts zur Peniswurzel hin, wobei Sie die Vorhaut hinunterziehen.

Die rechte Hand legen Sie so über die Eichel, als wollten Sie eine Orange ausdrücken (ohne Druck auszuüben!).

Lassen Sie Ihre Finger nach rechts und links um die Eichel rotieren, während Sie gleichzeitig mit der linken Hand Auf- und Abwärtsbewegungen ausführen.

Variieren Sie den Druck beider Hände. Achten Sie auf die Reaktionen Ihres Partners. Verringern Sie den Druck, wenn Sie bei ihm Unbehagen spüren.

49 Die Eichel umkreisen

Diese Massage umfasst zwei Schritte, die beide besser nur mit reichlich Gleitmittel ausgeführt werden sollten, um Reizungen oder auch nur unangenehme Empfindungen Ihres Partners zu vermeiden.

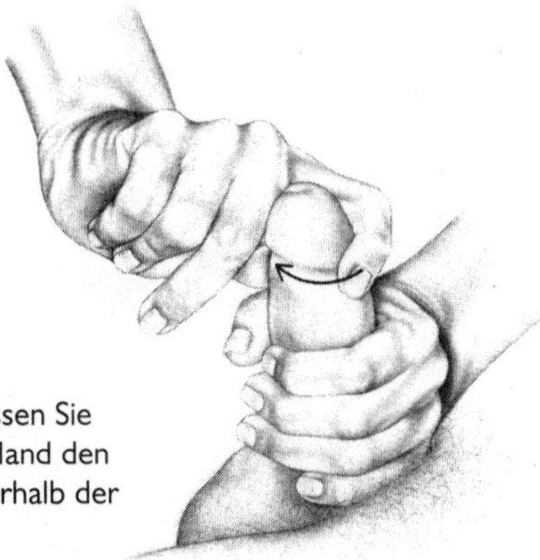

Schritt I: Umfassen Sie mit der linken Hand den Penisschaft unterhalb der Eichel.

Ziehen Sie die Vorhaut ganz behutsam in Richtung Peniswurzel.

Formen Sie mit Daumen und Zeigefinger Ihrer rechten Hand einen Ring direkt unter der Eichel.

Führen Sie diesen »Fingerring« – in einer sehr sanften Berühung! – im Uhrzeigersinn so weit rund um die Eichel, wie es Ihr Handgelenk erlaubt.

Schritt 2: Während Sie die in Schritt 1 beschriebene Bewegung weiter ausführen, heben Sie den Daumen so an, dass der Zeigefinger mit der kreisenden Bewegung fortfahren kann, bis Daumen und Zeigefinger wieder einen Ring bilden.

Wiederholen Sie das Kreisen um die Eichel mehrmals.

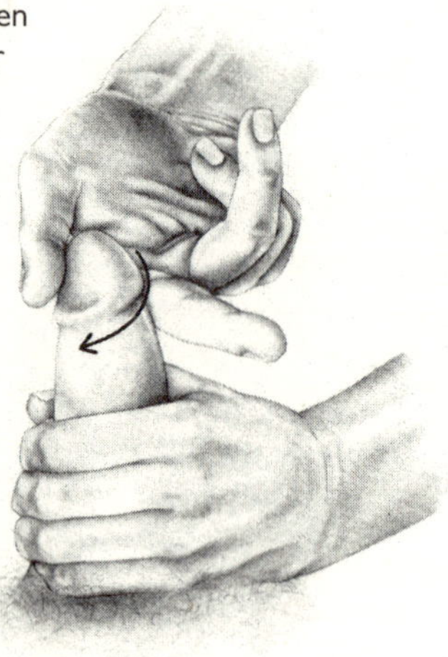

Es ist noch kein Meister vom (Sex-)Himmel gefallen. Wer noch nicht viel Erfahrung mit den gezeigten Penismassagen hat, sollte mit sich selbst und der Partnerin Geduld haben. Durch ungeschickte Berührungen kann die Erektion verloren gehen, doch das sollte kein Grund sein, diese äußerst lustvollen Massagen auszuführen.

50 Die zehn »Striche«

Benutzen Sie bei dieser Massage unbedingt reichlich Gleitmittel, damit Ihre Hände sanft und widerstandlos gleiten.

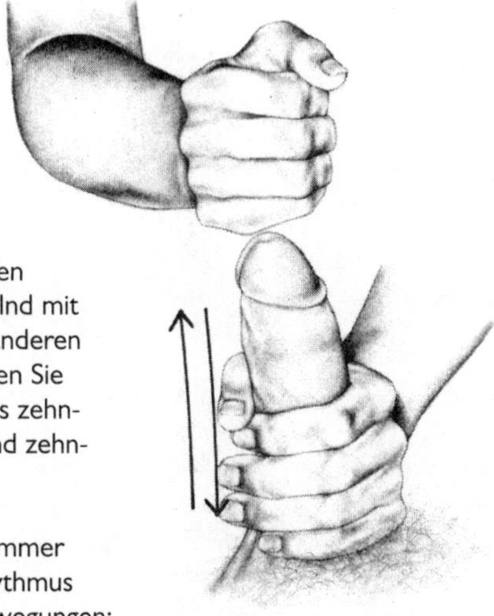

Umfassen Sie den Penis abwechselnd mit der einen und anderen Hand, und führen Sie die Hand jeweils zehnmal aufwärts und zehnmal abwärts.

Verändern Sie immer wieder den Rhythmus Ihrer Streichbewegungen: Besser als ein gleichmäßiger Takt (1-2-3-4-5-6) ist es zum Beispiel, nach jedem Auf und Ab einen Moment zu warten (1-2 • 3-4 • 5-6).

Sollte Ihr Partner während dieser Massage ejakulieren, gehen Sie zu »Sein – Ausklang und Pause« (siehe Seite 118) über.

51 Der Ring um den Hodensack

Umfassen Sie den Hodensack vorsichtig mit Daumen und Zeigefinger und eventuell auch mit dem Mittelfinger Ihrer rechten Hand – genau zwischen Peniswurzel und den Hoden.

Achten Sie darauf, dass die Hoden nicht gequetscht werden.

Nun bewegen Sie den Hodensack auf- und abwärts, während Sie gleichzeitig mit der linken Hand den Penis umfassen und die Hand – mit mehr oder weniger sanftem Druck – auf und ab gleiten lassen.

Variieren Sie dabei den Druck, den Sie gegen die Peniswurzel ausüben.

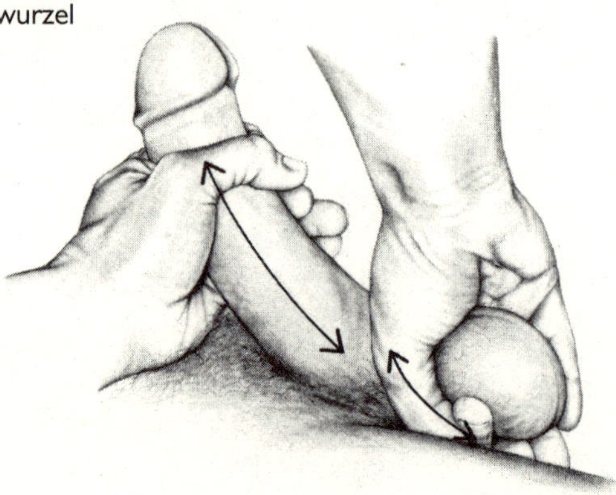

Innige Verbundenheit und Ekstase

Erinnern Sie sich zwischendurch immer wieder einmal daran, dass die Massagen in diesem Buch einen tantrischen Hintergrund haben:

Tantra ist

heiliger Sex,
spiritueller Sex,
sexuelle Spiritualität.

Genießen Sie

die innige Verbundenheit, die in dieser Form des Liebesspiels auftreten kann. Berühren Sie sich immer wieder gegenseitig. Atmen Sie gemeinsam im gleichen Rhythmus tief ein und aus, wenn Ihre Konzentration nachlässt oder Sie eine Pause machen möchten, um neue Energie zu erlangen.

Ekstase ohne Folgen

Lust ist nur der reine Genuss, wenn Sie ohne Folgen bleibt. Das betrifft die kleinen Dinge genauso wie die großen. Deshalb:

Kondome werden heutzutage

nicht in erster Linie zur Verhütung einer Schwangerschaft verwendet, sondern vor allem zum Schutz Ihrer Gesundheit. Informieren Sie sich über Safer Sex (siehe Seite 146)!

Die weiblichen Genitalien

Ihre Position

♀ SIE: Legen Sie sich entspannt flach auf den Rücken, und spreizen Sie leicht die Beine.

♂ ER: Knien Sie sich am besten neben Ihre Partnerin, wenn sie auf dem Boden liegt. Befinden Sie sich beide in einem Bett, können Sie sich auch auf die Bettkante setzen.

Haare entfernen im Intimbereich

Manche Frauen entfernen nicht nur regelmäßig die Härchen in der so genannten Bikinizone, sondern auch im gesamten Schambereich.

Ob die nackte Haut

in dieser erogenen Zone das sexuelle Erleben steigert, kann jeder nur für sich selbst entscheiden. Die Meinungen gehen hier sehr weit auseinander.

Denken Sie bitte daran:

Ganz gleich, welche Haarentfernungsmethode Sie anwenden, lassen Sie die Haut mindestens zwölf Stunden – gut eingecremt – ruhen, bevor Sie den Schambereich intensiven Berührungen aussetzen. Ist die Haut zum Beispiel frisch rasiert, hilft häufig das beste Gleitmittel nichts gegen plötzlich auftretenden Juckreiz.

52 Mit Gleitmittel einreiben

Beachten Sie bitte die »Anmerkungen zu Gleitmitteln« auf den Seiten 92 und 93.

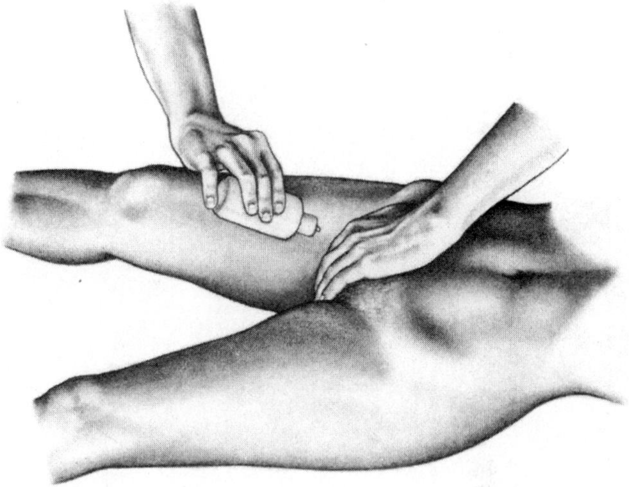

Schritt 1: Lassen Sie Ihre linke Hand mit leicht gespreizten Fingern auf dem Schambein ruhen.

Gießen Sie das Gleitmittel so über Ihren Handrücken, dass es zwischen Ihren Fingern hindurchtropft.

Schritt 2: Verteilen Sie nun das Gleitmittel, indem Sie sehr sanft mit wechselnden Händen vom Damm über die Klitoris und über das ganze Schambein nach oben streichen.

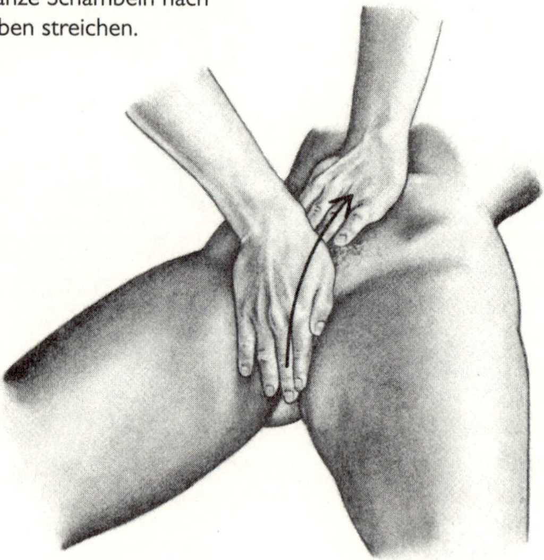

Achten Sie darauf, dass Sie nicht die anale Region berühren und von dort in die vaginale Richtung streichen. Möglicherweise gelangen sonst Bakterien aus dem Anus in die Vagina und rufen dort Infektionen hervor.

53 Die Schamgegend streicheln

Hier geht es erst einmal um das Stimulieren der kleinen und großen Schamlippen. Lassen Sie den unmittelbaren Bereich der Klitoris zunächst noch unberührt.

Nehmen Sie den Rand einer kleinen Schamlippe zwischen Daumen und Zeigefinger.

Streichen Sie mit leichtem, liebevollem Druck über die gesamte Länge an dem Rand der Schamlippe entlang.

Führen Sie das sanfte Streicheln mal mit der einen, mal mit der anderen Hand aus.

Verfahren Sie so mit allen Schamlippenrändern.

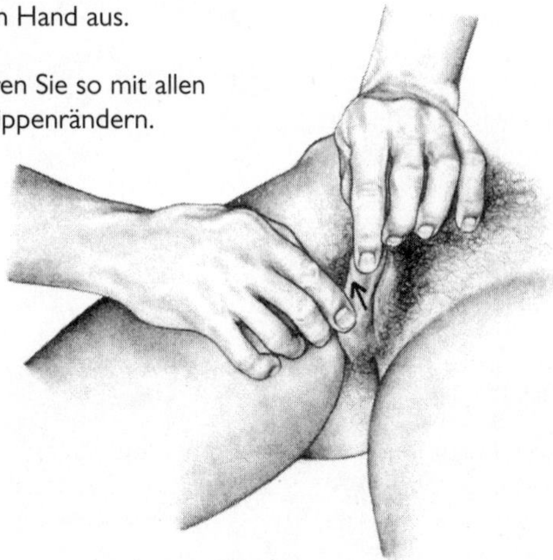

54 Die Klitoris stimulieren

Konzentrieren Sie sich nun auf die Spitze (die Eichel) der Klitoris.

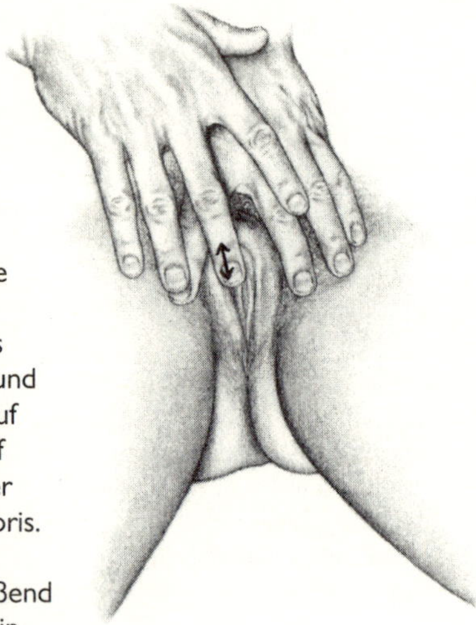

Legen Sie die linke Hand mit gespreizten Fingern als »Führung« auf den Venushügel.

Lassen Sie zunächst die Kuppe Ihres rechten Mittelfingers mehrmals zwischen den kleinen und großen Schamlippen auf und ab gleiten. Erst auf der einen, dann auf der anderen Seite der Klitoris.

Massieren Sie anschließend mit einem oder zwei Fingern langsam kreisförmig um die Spitze der Klitoris herum – jeweils mehrmals in jede Richtung.

Streichen Sie dann sehr langsam mit einer Fingerspitze vom Scheideneingang aufwärts zwischen den kleinen Schamlippen über die Spitze der Klitoris hinweg.

Wiederholen Sie diese Abfolge mehrmals.

55 Die »vaginale Uhr«

Diese Massage führen Sie in der Vagina (Scheide) aus.

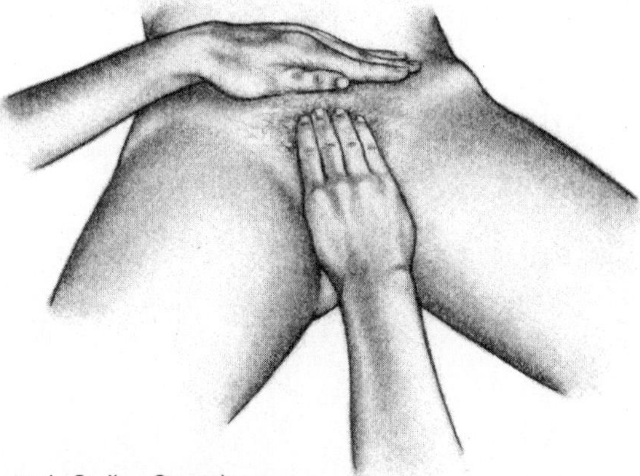

Schritt 1: Stellen Sie sich vor, am Scheideneingang befände sich eine Uhr, bei der die Ziffer Zwölf zur Klitoris zeigt und die Ziffer Sechs demzufolge in Richtung Anus weist.

Legen Sie Ihre linke Hand auf den Bauch Ihrer Partnerin und die rechte auf den Venushügel sowie zwischen die Beine.

Fahren Sie mit Schritt 2 fort.

Schritt 2: Legen Sie Ihre rechte Hand mit abgespreiztem Daumen so auf das Schambein, dass der Daumen auf die imaginäre Ziffer Zwölf zeigt.

Führen Sie den Daumen vorsichtig so weit in die Scheide ein, dass er von innen nach oben gegen das Schambein drückt.

Bewegen Sie Ihre rechte Hand nun mehrmals sanft einige Zentimeter vor und zurück.

Nach etwa 15 Sekunden lockern Sie den Griff, um Ihren Daumen Richtung »ein Uhr« zu drehen, wo Sie dann die gleiche Vor-und Zurückbewegung ausführen.

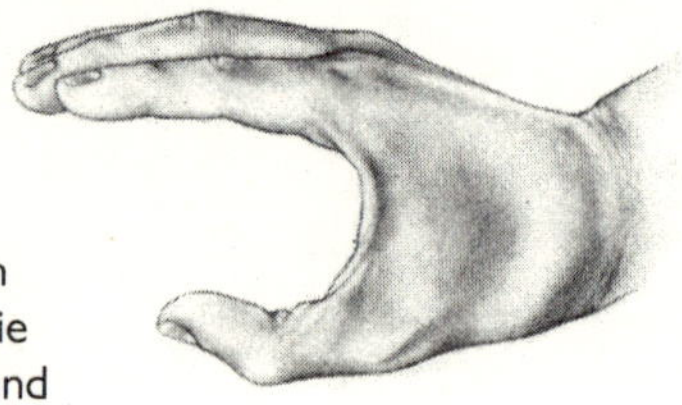

Fahren Sie so fort, bis Sie auf die Position »sieben Uhr« kommen.

Achten Sie bitte beide darauf, dass Ihre Hände wirklich sauber und Ihre Fingernägel gereinigt, glatt und kurz gefeilt sind, wenn Sie das empfindliche Hautgewebe des Genitalbereichs massieren.

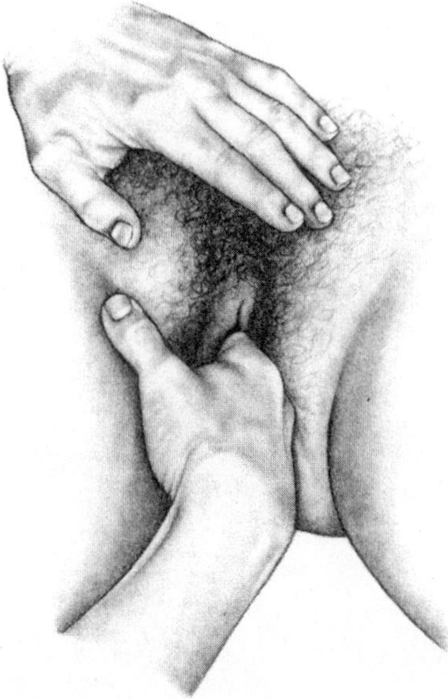

Schritt 3: Angelangt bei der »Sieben-Uhr-Position« ziehen Sie den Daumen heraus.

Führen dann vorsichtig Ihren Zeigefinger ein, mit dem Sie nun die gleichen Bewegungen ausführen wie zuvor mit dem Daumen, bis Sie bei »zwölf Uhr« angekommen sind.

56 G-Punkt-Stimulation

Diese Massage ist einfacher und wirkungsvoller, wenn Ihre Partnerin ihre Beine anzieht und sich mit den Füßen auf der Unterlage abstützt.

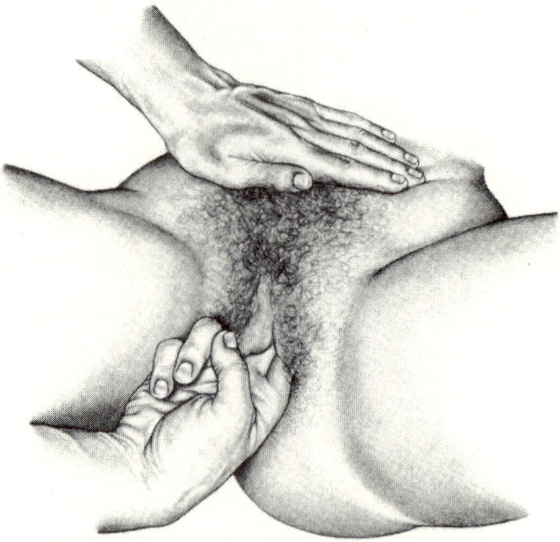

Schritt 1: Legen Sie Ihre linke Hand auf den Bauch Ihrer Partnerin.

Führen Sie Zeige- und Mittelfinger in der »Zwölf-Uhr-Position« vorsichtig in die Scheide ein, wieder so tief, dass Sie die Fingerspitzen von innen nach oben gegen das Schambein pressen können. Das ist in der Scheide ungefähr die Region um den G-Punkt.

Schritt 2: Streichen Sie nun über die Schleimhaut der Vagina, indem Sie Ihre Finger sanft vor und zurück bewegen, so als würden Sie eine »Komm-her-Geste« machen.

Variieren Sie den Druck, um herauszufinden, wie es sich für Ihre Partnerin am genussvollsten anfühlt.

Verringern Sie den Druck oder beenden Sie die G-Punkt-Stimulation, falls die Bewegungen Ihrer Partnerin Schmerzen oder Unbehagen bereiten.

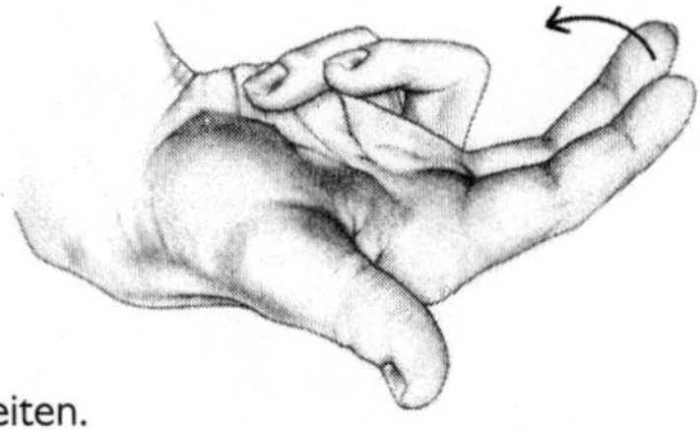

Schritt 3:
Während Ihre Finger weiterhin den G-Punkt stimulieren, drehen Sie nun Ihre auf dem Bauch Ihrer Partnerin liegende Hand Richtung Klitoris.

Streicheln Sie nun mit Ihren Fingerspitzen gleichzeitig sehr sanft die Klitoris.

Falls es Ihre Partnerin als angenehm empfindet, können Sie jetzt außerdem mit dem linken Handballen den Druck auf die Bauchdecke verstärken.

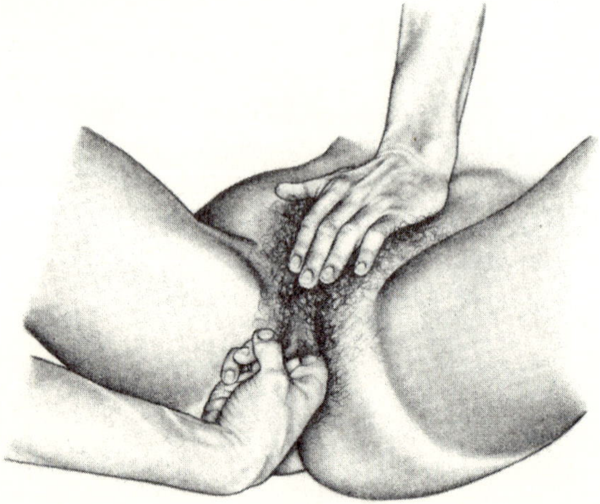

Übergang und Verbindung

Nach Beendigung der G-Punkt-Stimulation strecken Sie die Beine Ihrer Partnerin auf der Unterlage aus.

Der G-Punkt

ist ein Schwellgewebe an der Vorderwand der Vagina, das bei sexueller Erregung anschwillt und dann gut zu ertasten ist. Wundern Sie sich nicht, wenn Ihre Partnerin durch die Stimulation nicht auf Lustwogen schwebt. Der Grad der Schwellung und die Lustreaktion ist individuell unterschiedlich und kann von »null bis 100« reichen.

Stimulierend wirkt die Verbindung

von Genitalbereich und anderen erogenen oder empfindsamen Zonen. Darum geht es in den folgenden Massagen. Sie verknüpfen die höchst lustvollen – durch die Genitalmassage bewirkten – Gefühle mit den genussvollen Empfindungen, die durch das gleichzeitige sanfte Massieren anderer Körperteile hervorgerufen wird.

Der Seitenwechsel

nach jedem Massageabschnitt bleibt Ihnen überlassen. Fragen Sie Ihre Partnerin, was ihr angenehmer ist – und ihr mehr Lust bringt.

57 Innere Verbindungen

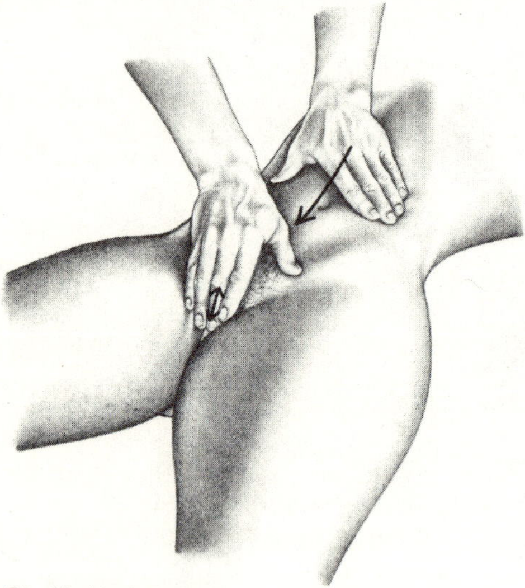

Schritt 1: Die Verbindung von Bauch und Genitalien.

Während Sie mit Ihrer rechten Hand liebevoll die Genitalien streicheln, ganz so wie der/die Massierte es am liebsten mag, kneten Sie den Bauch oder massieren ihn mit kreisenden Bewegungen.

Schritt 2: Die Verbindung von Brustregion und Genitalien.

Streicheln Sie mit Ihrer rechten Hand weiterhin die Genitalien.

Lassen Sie Ihre linke Hand über die Körperseite hoch zur Brust gleiten.

Legen Sie Ihren Daumen und Zeigefinger wie einen Ring um die Brustwarze. Streicheln Sie weiter die Klitoris, während Sie mit dem »Fingerring« rund um die Brustwarzen fahren.

Bewegen Sie dabei mit dem Handballen die Brust sanft auf und ab.

Wiederholen Sie diese Abfolge einige Male, und fahren Sie dann mit Schritt 3 fort.

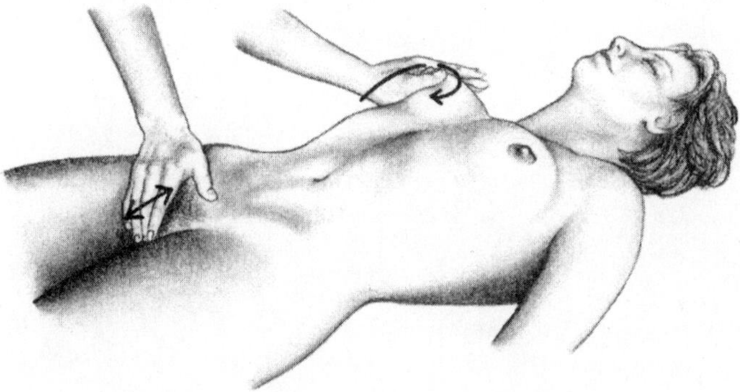

Schritt 3: Die Verbindung von Schulter- und Nackenregion mit den Genitalien.

Streicheln Sie mit Ihrer rechten Hand weiter die Genitalien.

Kneten Sie nun gleichzeitig mit Ihrer linken Hand sanft die Muskulatur zwischen Schulter und Nacken.

Achten Sie darauf, dass Sie mit Ihrem Daumen nicht auf die Kehle drücken.

Wiederholen Sie diese Massage mehrere Male.

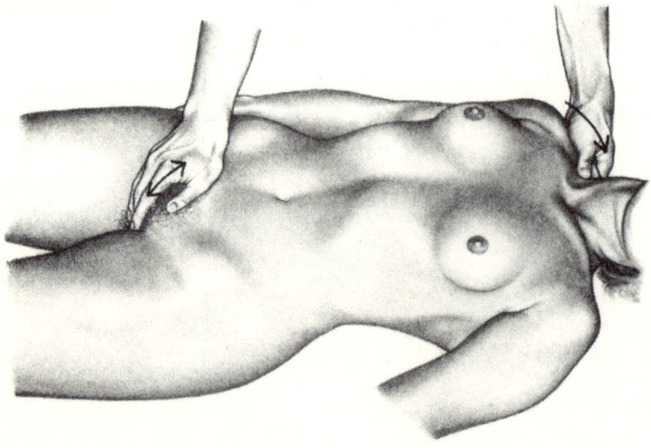

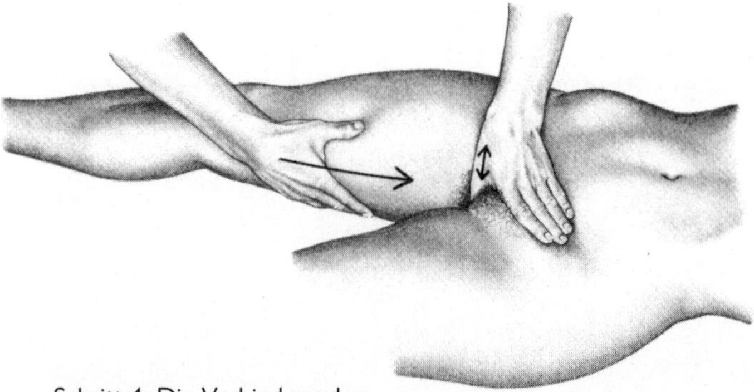

Schritt 4: Die Verbindung der Innenseite des Oberschenkels mit den Genitalien.

Nun wechseln Ihre Hände die Position:

Gleiten Sie mit Ihrer linken Hand hinunter, um die Genitalien zärtlich zu streicheln.

Mit Ihrer rechten Hand kneten Sie die Innenseite des Oberschenkels. Beginnen Sie oberhalb der Kniekehle, und massieren Sie den Oberschenkel langsam – Zug um Zug – bis zum Beinansatz.

Der innige Kontakt

Nach der tantrischen Lehre vereint der Mensch sieben Chakren (Energiezentren) in sich, die auf der Mittelachse des Körpers liegen. Diese miteinander verbundenen und agierenden Energiefelder bilden einen Kanal, in dem der »Lebensstrom« fließt. Jede Störung des Stromes mindert die innere Energie. Der Energiefluss lässt sich fördern. Für die sexuelle Energie spielen Berührungen, wie sie in diesem Buch beschrieben sind, eine große Rolle. Hier ein kurzer Überblick über die Chakren, wobei sich die Hinweise auf das sexuelle Erleben beschränken.

Das Sexual-Chakra

entspricht dem Genitalbereich und bringt höchste sexuelle Lust und Erfüllung. Bei Störungen: sexuelle Hemmungen, Orgasmusprobleme.

Das Nabel-Chakra

gilt als Quelle der Lebenskraft, Vitalität und Bewegungsfreude. Bei Störungen: sexuelle Unzufriedenheit, Eifersucht, Verkrampfungen.

Das Solarplexus-Chakra

liegt unterhalb der beiden letzten Rippenbögen und verleiht dem Sex etwas Eroberndes, Besitzergreifendes. Bei Störungen: Versagensängste, frühzeitige Ejakulation.

Das Herz-Chakra

liegt im Brustkorb (zwischen den Brüsten beginnend). Es fördert die innige sexuelle Vereinigung, das Ineinanderaufgehen, die Lust und die Liebe. Bei Störungen: Zweifel, Unlust und Streitsucht.

Das Kehlkopf-Chakra

bringt Selbstsicherheit und das Wissen um die eigenen Bedürfnisse in das individuelle Sexerleben. Bei Störungen: Unsicherheit, Anpassungsbestreben, die sogar den Orgasmus verhindern können.

Das Stirn-Chakra

(das dritte Auge) ist das Zentrum für Weite, Intuition, Imagination und Spiritualität. Bei Störungen: Sexualität erscheint banal und ohne den schönen geheimnisvollen Reiz.

Das Scheitel- oder Kronen-Chakra

führt zu ekstatischem Sex und hebt die Sexualität emotional und spirituell in ungeahnte Höhen. Bei Störungen: Flucht in irreale Fantasiewelten und Unvermögen, eine innige Verbundenheit zwischen den Sexpartnern herzustellen.

58 Sein – Ausklang und Pause

Selbst wenn Ihnen die tantrische Lehre fernliegt, werden Sie die innere Verbindung, den Energiestrom, der durch die sieben Chakren fließt, spüren. Bezeichnungen spielen hier im Grunde genommen keine Rolle. Es geht darum, Ihr Sein in einer vollkommenen Form zu fühlen – als individueller Mensch und innig verbundener Sexpartner und -partnerin.

Bitten Sie Ihre Partnerin (Ihren Partner), tief einzuatmen und sich dabei vorzustellen, wie der Atem ihren (seinen) Körper vom Beckenboden über das Körperzentrum bis hinauf in den Kopf anfüllt.

Dann fordern Sie sie (ihn), langsam auszuatmen und sich dabei vorzustellen, wie der Atem vom Schädel durch das Körperzentrum hindurch zurück bis zum Beckenboden strömt und aus diesem hinausfließt.

Fahren Sie etwa zwei bis fünf Minuten lang mit dieser Atem- und Imaginationsübung fort.

Konzentrieren Sie sich beide auf die subtilen Energiefelder: die Chakren (siehe Seite 116 bis 117). Legen Sie eine Hand auf das Sexual-Chakra in der Beckenbodenregion und die andere auf die Schädeldecke, wo sich das Stirn- oder Kronen-Chakra befindet. Diese Verbindung der beiden Chakren stimulieren die sexuellen Gefühle und die sexuelle Energie im Genitalbereich. Und sie lädt den ganzen Körper mit Energie auf – lässt Sie Ihr Sein spüren.

Das ist die Verwandlung von profanem Sex in spirituellen tantrischen Sex.

Ihre Position

♁ SIE und ♂ ER:

Legen Sie sich (abwechseldnd) entspannt flach auf den Rücken, und spreizen Sie leicht die Beine.

Die Übung für die Partnerin: Legen Sie Ihre linke Hand so auf den Kopf Ihrer Partnerin, dass die Handfläche sanft die Stirn berührt und die Finger auf der Mitte der Schädeldecke liegen.

Legen Sie Ihre rechte Hand so auf den Genitalbereich, dass Ihre Fingerspitzen die Vagina oder das Perineum (den Damm) berühren und die Handfläche auf dem Venushügel ruht.

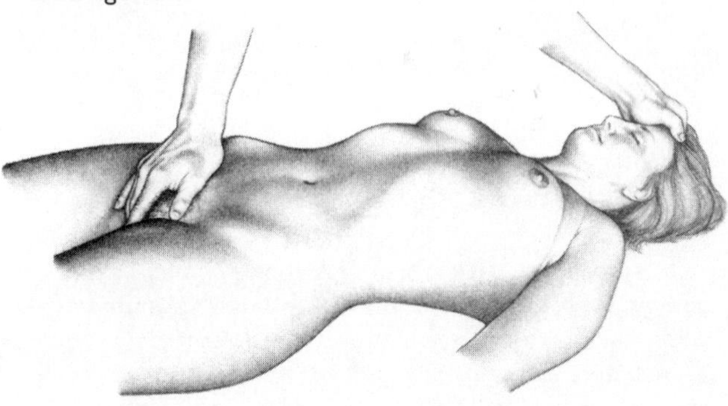

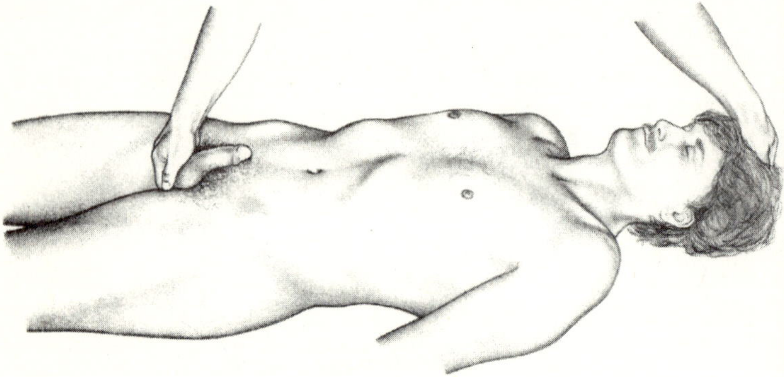

Die Übung für den Partner: Legen Sie Ihre linke Hand so auf den Kopf Ihres Partners, dass die Handfläche sanft die Stirn berührt und die Finger auf der Mitte der Schädeldecke liegen.

Legen Sie Ihre rechte Hand so auf den Genitalbereich, dass Ihre Fingerspitzen das Perineum (den Damm) berühren und die Handfläche auf dem Hodensack ruht.

Diese Übung sollten Sie sich gegenseitig gönnen, wann immer Sie beide das Bedürfnis nach innerer Sammlung und neuer Energie haben, zum Beispiel nach einem Orgasmus oder wenn Sie die Konzentration verlieren oder auch einfach nur, um die Verbundenheit mit dem Sexpartner beziehungsweise der Sexpartnerin zu verstärken.

Schritt 1 für beide: Streichen Sie nun mit Ihren Fingerspitzen ganz leicht von der Schädeldecke über die Arme bis zu den Fingerspitzen.

Führen Sie dann Ihre Fingerspitzen vom Kopf über den Oberkörper, die Beine und die Füße bis hin zu den Zehenspitzen.

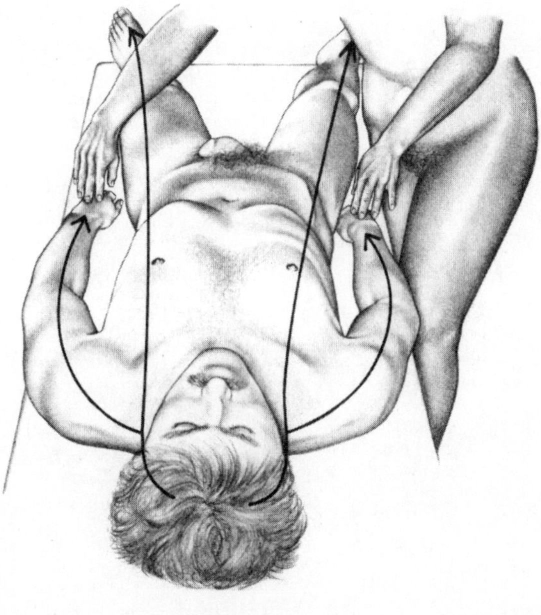

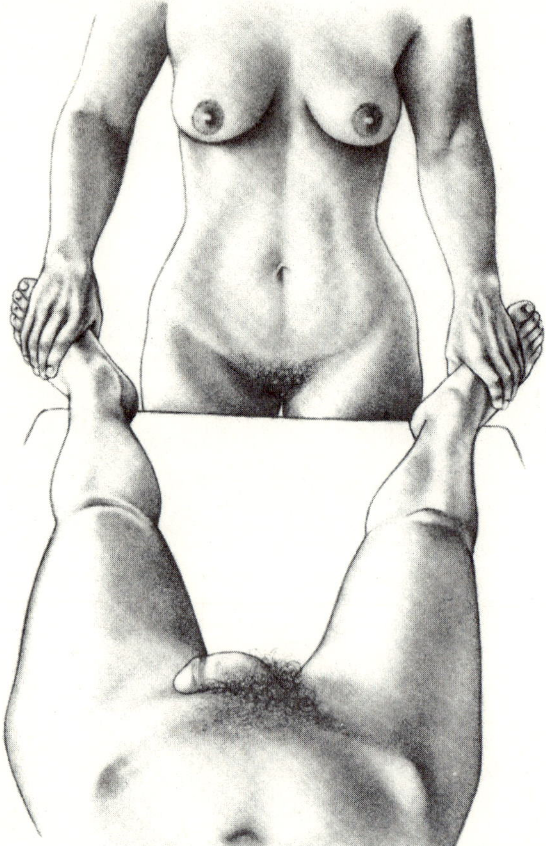

Anleitung zur Zeichnung links: Legen Sie Ihre Hände so auf die Füße, dass die Daumen auf den Sohlen liegen und Ihre Finger auf den Fußrücken.

Geben Sie mit sanfter Stimme Anweisungen zum Atmen und für die Imagination (siehe auch Seite 118):

»Atme tief ein. Dein Atem strömt von den Fußsohlen durch deinen ganzen Körper aufwärts bis in den Kopf.«

»Atme langsam aus. Dein Atem fließt vom Kopf durch den Rumpf und strömt aus dem Zentrum der Lust hinaus.

Wiederholen Sie diese Atem- und Imaginationsübung einige Minuten lang.

Lösen Sie danach Ihre Hände vom Körper Ihres Partners oder Ihrer Partnerin.

Hals und Kopf

Die nun folgenden Massagen entspannen und fördern den Energiestrom. Bis auf die Übung »Sein – Ausklang oder Pause« (siehe Seite 118 bis 123) brauchen Sie die Massagen nicht unmittelbar hintereinander gegenseitig auszuführen. Häufig kommt es spontan zur sexuellen Vereinigung, wobei allerdings die Fortführung der Massagen das Liebesspiel erneut entfachen kann. Die Massagen an Nacken, Kopf und Gesicht sollten Sie sich jedoch immer gegenseitig gönnen.

Ihre Position

♀ SIE: Legen Sie sich entspannt flach auf den Rücken.

♂ ER: Stellen oder knien Sie sich hinter den Kopf Ihrer Partnerin.

59 Verbindendes Streichen

Schritt 1: Legen Sie Ihre linke Hand so auf die linke Kopfseite, dass Ihr Daumen vor dem Ohr liegt und Ihre Finger dahinter.

Rollen Sie den Kopf vorsichtig zur linken Schulter hin.

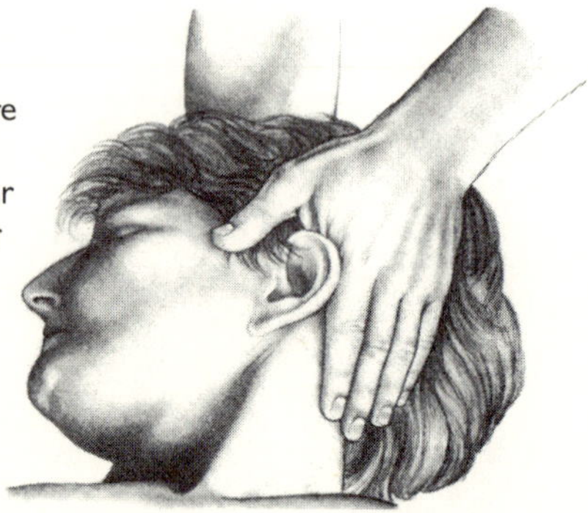

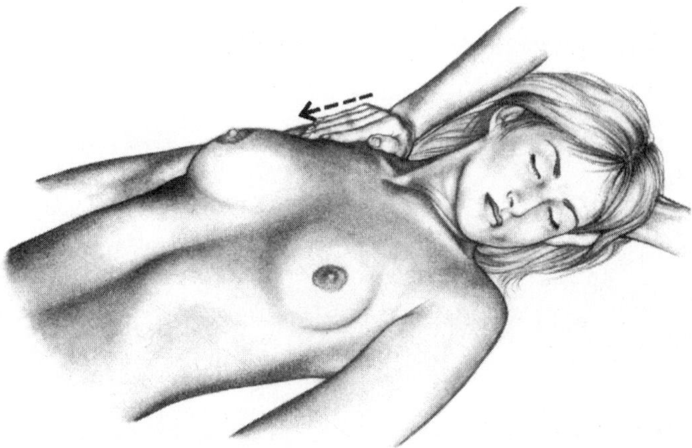

Schritt 2: Legen Sie Ihre rechte Handfläche auf die rechte Schulter.

Streichen Sie mit sanftem Druck über die Schulter zur Kuppe hin und dann über den Oberarm.

Bei manchen Menschen ist die Nackenmuskulatur stark verspannt und verhärtet. Seien Sie deshalb vorsichtig, wenn Sie den Kopf Ihrer Partnerin oder Ihres Partners drehen. Üben Sie nicht zu viel Druck aus. Eine sanfte Massage lockert die Verspannungen und vermittelt dem/der Massierten ein wohliges Gefühl.

Schritt 3: Streichen Sie mehrmals über den Bereich zwischen Hals und Schulter.

Führen Sie Ihre rechte Hand dann bis auf die Schulter, und drehen Sie die Hand nun so, dass Ihre Finger auf dem Rücken liegen.

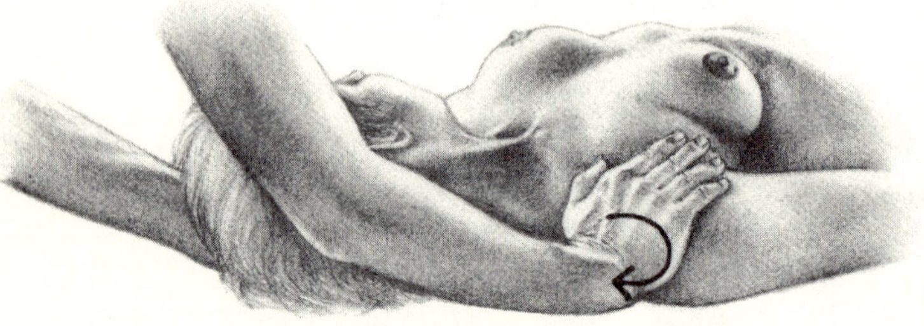

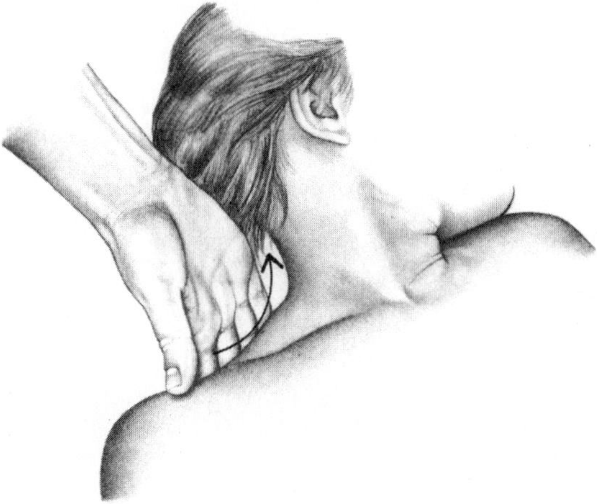

Schritt 4: Streichen Sie nun mit Ihren Fingern aufwärts zum Nacken hin. Kommen Sie dabei aber nicht in den Bereich der Kehle, das wird häufig als unangenehm empfunden.

Wiederholen Sie mehrmals die Schritte 1 bis 4.

Wechseln Sie gleich anschließend die Seite, um die Massage an der anderen Schulter auszuführen.

60 Mit den Fingern umherspazieren

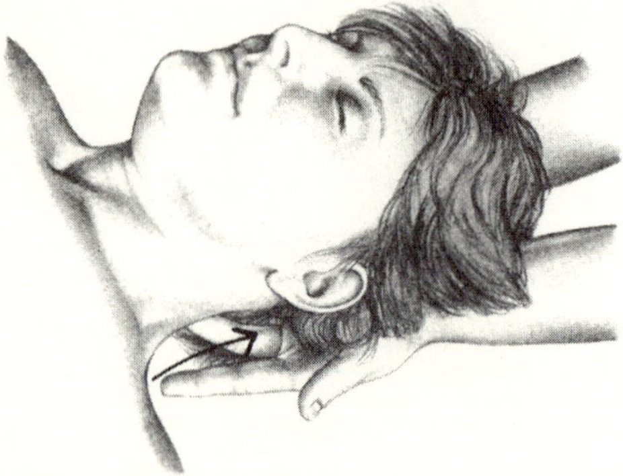

Schieben Sie Ihre Hände so unter den Hinterkopf, dass der Kopf in Ihren Handflächen ruhen kann.

Nun »spazieren« Sie mit Ihren Fingerspitzen den Nacken aufwärts bis zum Ansatz der Haare. Für die Massierte sollte es sich wie eine gleitende Bewegung anfühlen.

Üben Sie mit Ihren Fingern einen leichten Druck aus.

61 Den Kopf kraulen

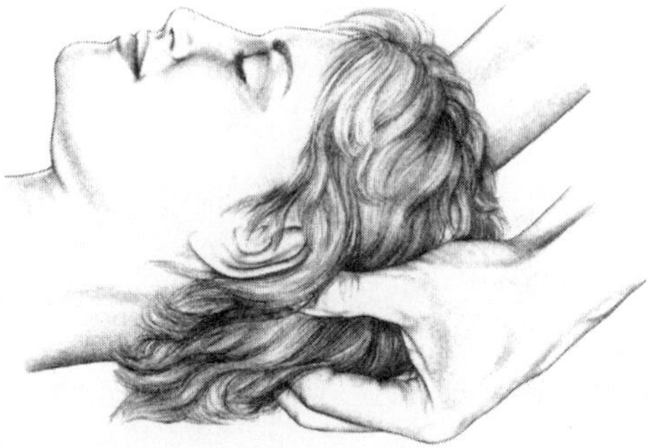

Schritt 1: Gleiten Sie mit Ihren Fingern auf dem Hinterkopf auf und ab.

Lassen Sie Ihre Finger »spazieren gehen«, das heißt, machen Sie keine ziehenden Bewegungen.

Achten Sie darauf, dass Sie bei den Kopfmassagen Ihre Partnerin oder Ihren Partner nicht an den Haaren ziehen. Bei sehr langen Haaren verheddert man sich leicht in den Strähnen. Praktischer ist es daher, lange Haare mit einem weichen Band locker hochzubinden.

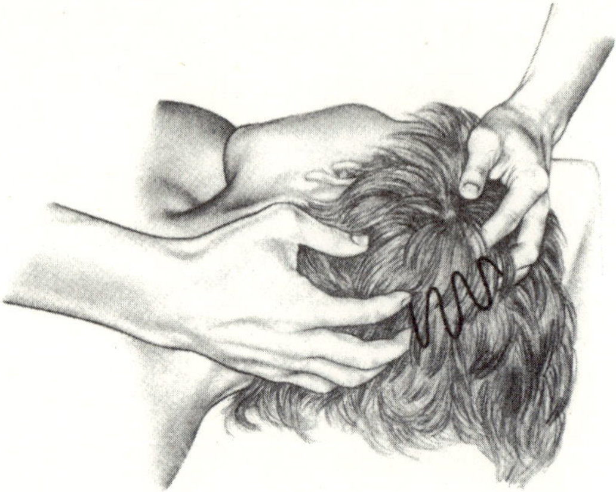

Schritt 2: Wechseln Sie auf die rechte Seite, und bewegen Sie den Kopf Ihrer Partnerin sanft nach rechts.

Lassen Sie Ihre Fingerspitzen nun auf der linken Hinterkopfseite vor- und zurückgleiten.

Gehen Sie jetzt auf die linke Seite, und bewegen Sie den Kopf sanft nach links.

Gleiten Sie mit Ihren Fingerspitzen auf der rechten Hinterkopfseite vor und zurück.

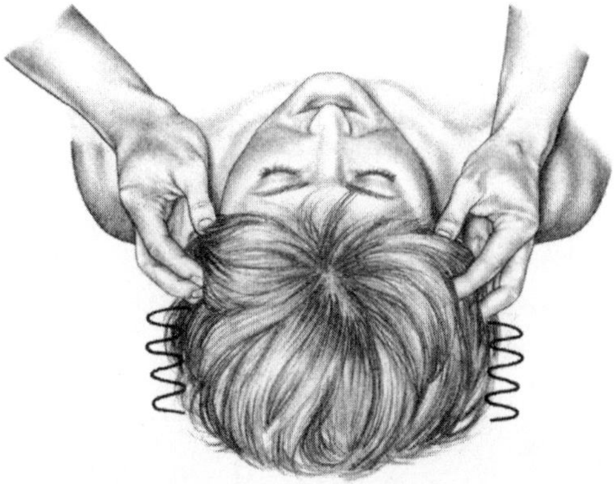

Schritt 3: Bleiben Sie auf der linken Seite stehen.

Bewegen Sie den Kopf nun nach vorne, und massieren Sie die Kopfhaut mit beiden Händen an den Seiten und auf der Schädeldecke.

Beschleunigen Sie nach und nach das Tempo Ihrer Bewegungen, aber erhöhen Sie nicht den Druck Ihrer Finger.

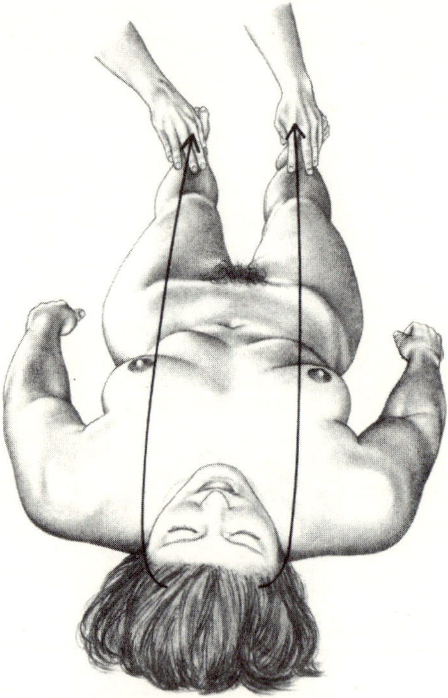

Schritt 4: Nehmen Sie die Hände vom Kopf weg.

Warten Sie einen Moment, und streichen Sie dann leicht mit Ihren Fingerspitzen vom Kopf über den ganzen Körper bis hinunter zu den Zehen.

Das Gesicht

Ihre Position

♀ SIE: Legen Sie sich entspannt flach auf den Rücken.

♂ ER: Stellen oder knien Sie sich hinter dem Kopf Ihrer Partnerin.

62 T-Strich

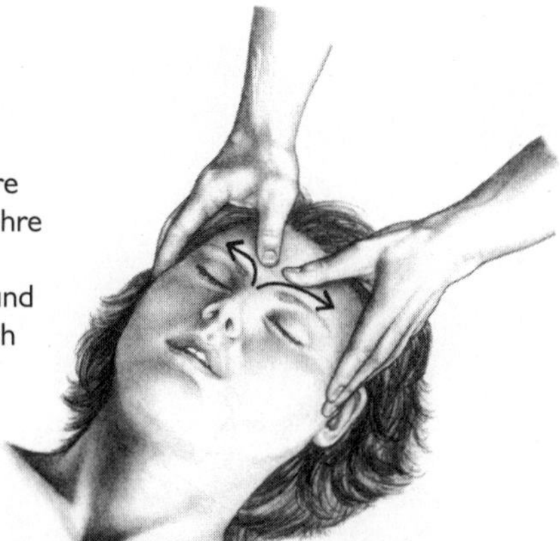

Platzieren Sie Ihre Hände so, dass Ihre Finger auf den Schläfen ruhen und Ihre Daumen sich in der Mitte der Stirn treffen.

Streichen Sie mit Ihren Daumen etwa einen Zentimeter von den Augenbrauen entfernt über die Stirn zu den Schläfen hin.

Wiederholen Sie dieses Ausstreichen drei- bis viermal.

63 Augenbrauen kneifen

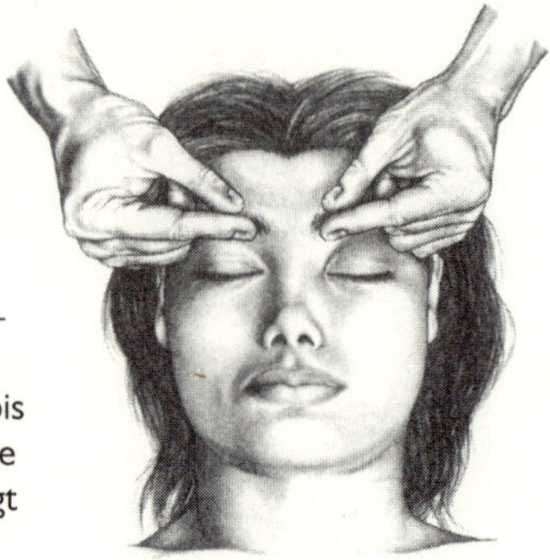

Nehmen Sie die Augenbrauen zwischen Daumen und Zeigefinger.

Machen Sie nacheinander sanfte kleine Kneifbewegungen, bis Sie am äußeren Ende der Brauen angelangt sind.

64 Schläfenkreisen

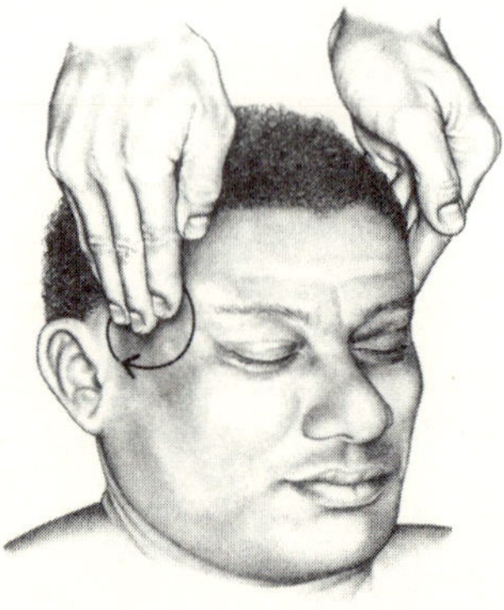

Kreisen Sie mit Ihren flach liegenden Fingerspitzen gleichzeitig über beide Schläfen.

Üben Sie dabei so viel Druck aus, dass sich die Haut bewegt.

65 Streichen unter den Augen

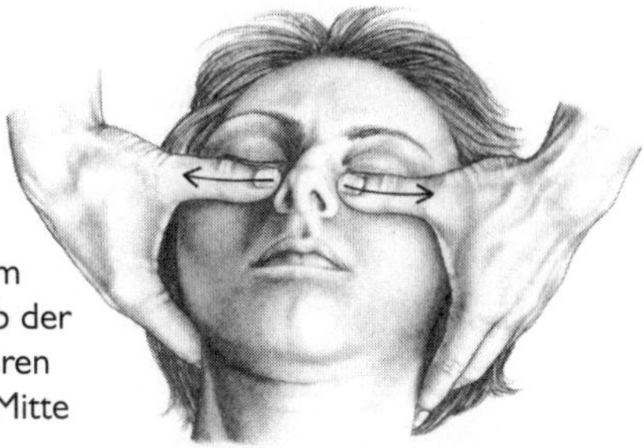

Gleiten Sie auf dem Knochen unterhalb der Augenhöhle mit Ihren Daumen von der Mitte nach außen.

66 Augen ausstreichen

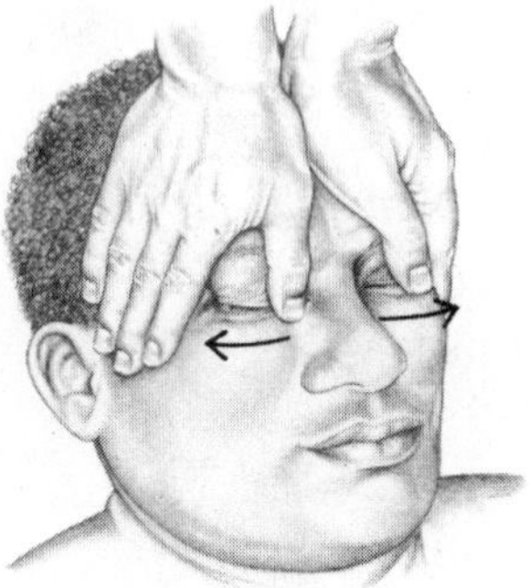

Legen Sie Ihre Handflächen so auf die Schläfen, dass die Daumen auf den Augenlidern liegen.

Streichen Sie sanft mehrmals mit Ihren Daumen über die geschlossenen Augen.

Wenn Sie Kontaktlinsen tragen, sollten Sie diese herausnehmen, bevor Ihr Partner oder Ihre Partnerin Massagen im unmittelbaren Bereich der Augen oder auf den Augenlidern ausführt. Die Linsen können sehr schnell verrutschen. Außerdem kann der Druck auf harte Kontaktlinsen zu Verletzungen der Hornhaut führen. Ein leichter Druck auf weiche Kontaktlinsen gilt als unbedenklich, sollte aber dennoch besser vermieden werden.

67 Die Wangenknochen ausstreichen

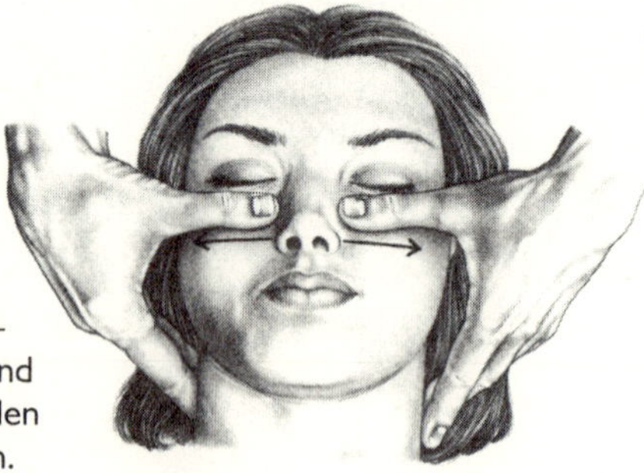

Legen Sie Ihre Daumen auf die Wangenknochen, während Ihre Finger auf den Halsseiten ruhen.

Streichen Sie mit Ihren Daumen von den Nasenflügeln aus über die Wangenknochen nach außen.

68 Unter den Wangenknochen ausstreichen

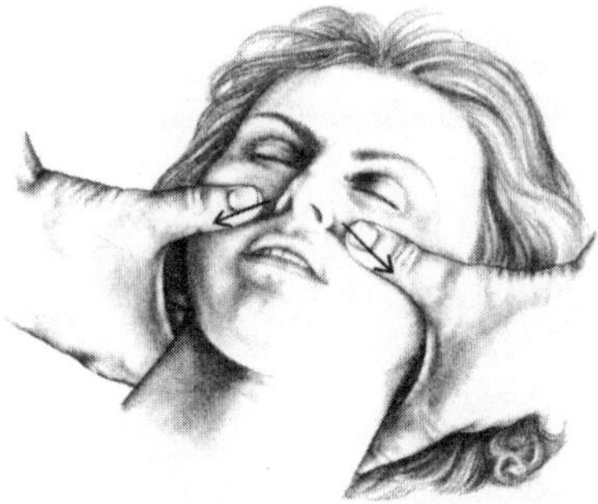

Streichen Sie mehrmals mit Ihren Daumen unterhalb der Wangenknochen von der Nase aus nach außen.

69 Wangenkreisen

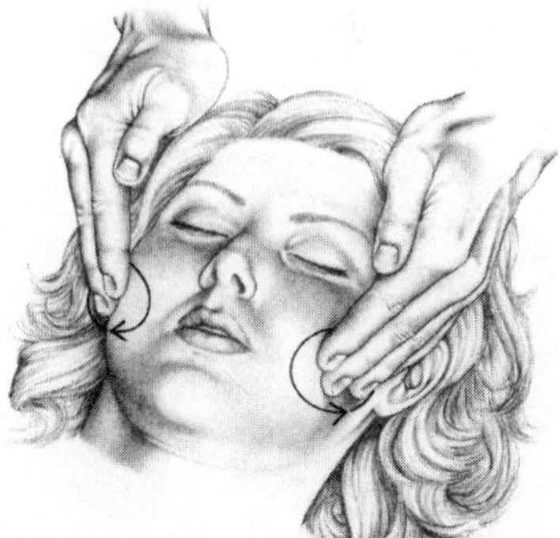

Kreisen Sie mit Ihren flach liegenden Fingerspitzen so fest über die Wangen, dass sich die Haut bewegt.

70 Die Oberlippe ausstreichen

Streichen Sie mit Ihren Daumen oberhalb der Oberlippe nach außen. Ihre Fingerspitzen ruhen dabei seitlich am Hals.

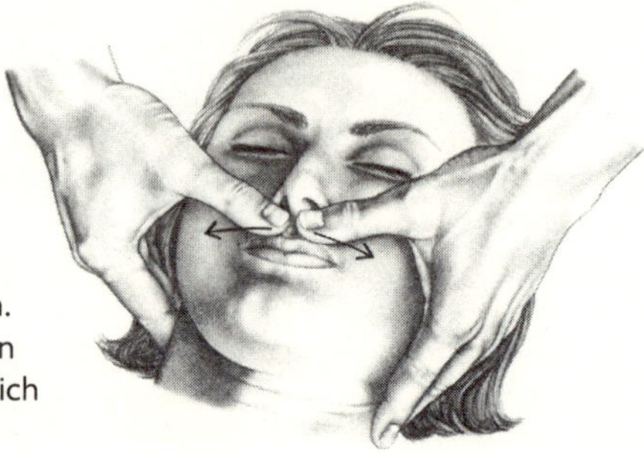

71 Die Unterlippe ausstreichen

Streichen Sie nun mit beiden Daumen unter der Unterlippe nach außen.

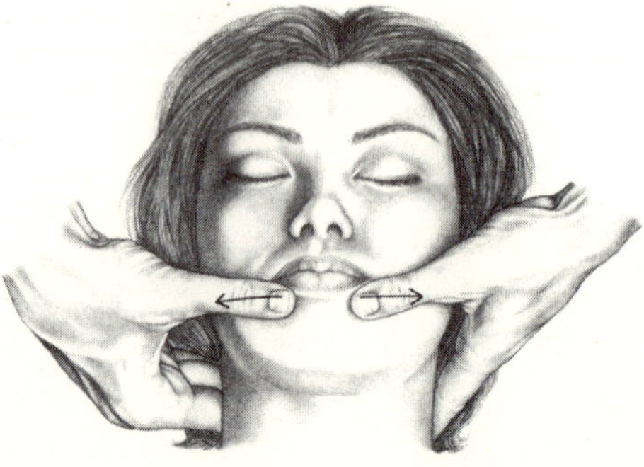

72 Den Hals ausstreichen

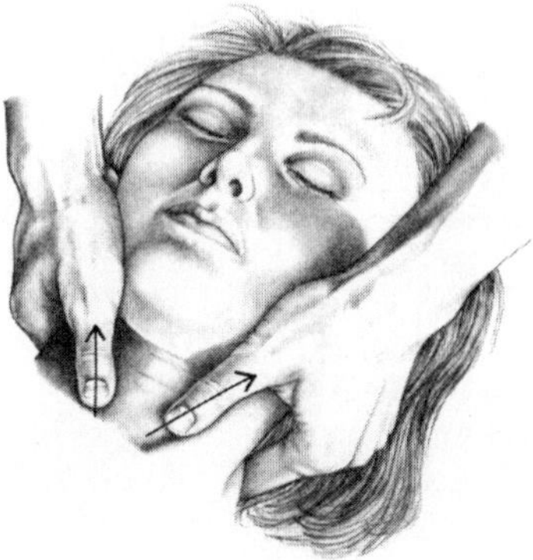

Gleiten Sie mit Ihren Daumen aufwärts in der Rinne zwischen Kehlkopf und den Seiten des Halses.

73 Hinter den Ohren ausstreichen

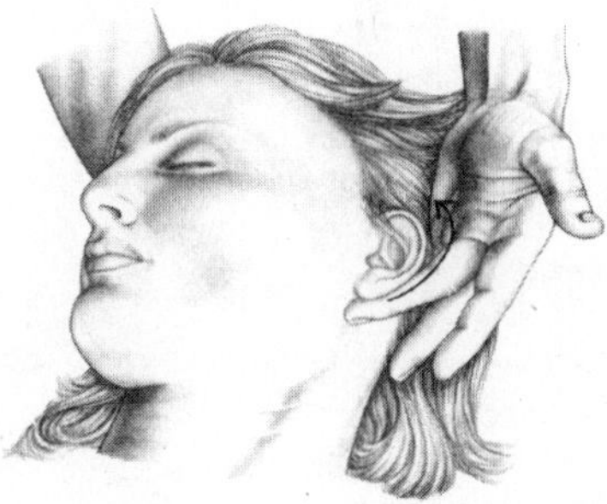

Streichen Sie mit Ihren Mittelfingern mehrmals in der Rinne hinter den Ohren auf und ab.

74 Die Ohren ausstreichen

Nehmen Sie die Ohrläppchen zwischen Daumen und Zeigefinger.

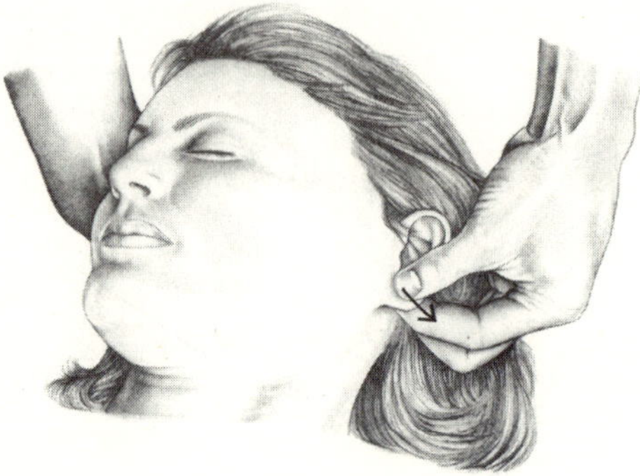

Streichen Sie mit den Daumen mehrmals sanft nach außen.

75 Innere Ruhe

Lassen Sie Ihre Zeigefinger langsam in die Ohren gleiten, und verharren Sie etwa eine Minute in dieser Position.

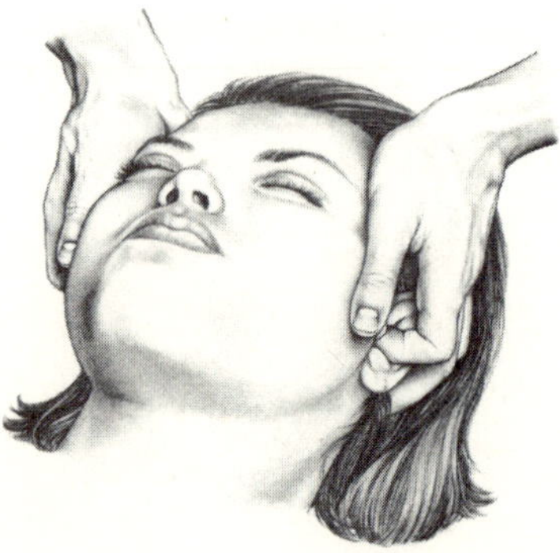

Ihre Partnerin oder Ihr Partner hört nun nichts mehr und kann sich so entspannen.

Alternative:
Wenn die Finger in den Ohren Ihrer Partnerin oder Ihrem Partner unangenehm sind, dann umschließen Sie die Ohrmuscheln stattdessen mit Ihren Handflächen.

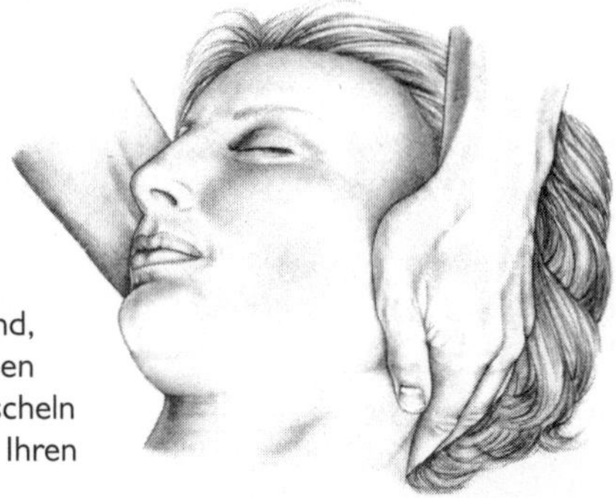

Haben Sie Geduld!
Manche der in diesem Buch beschriebenen Massagen sind ganz einfach, andere muss man ein wenig üben.

Bedenken Sie dies bitte,
wenn Ihre ersten erotischen Massagen nicht die Wirkung zeigen, die Sie sich vielleicht erhofft haben.

Berücksichtigen Sie
Ihre eigenen Bedürfnisse! Zwingen Sie sich zu nichts. Probieren Sie aber alles einmal aus. Nutzen Sie die Auflistung (siehe Seite 148), um sich Ihre Lieblingsmassagen zusammenzustellen.

Der innige Abschluss

Das gemeinsame sexuelle Erleben sollte immer einen harmonischen Abschluss finden. Lösen Sie Ihre Verbundenheit stets so sanft, wie im Folgenden gezeigt.

76 Abschließende Striche

Streichen Sie zuerst mit Ihren Fingerspitzen zärtlich vom Kopf Ihres Partners (Ihrer Partnerin) über die Arme bis zu den Fingerspitzen.

Dann streichen Sie vom Kopf über den ganzen Körper und die Beine bis hinunter zu den Zehenspitzen.

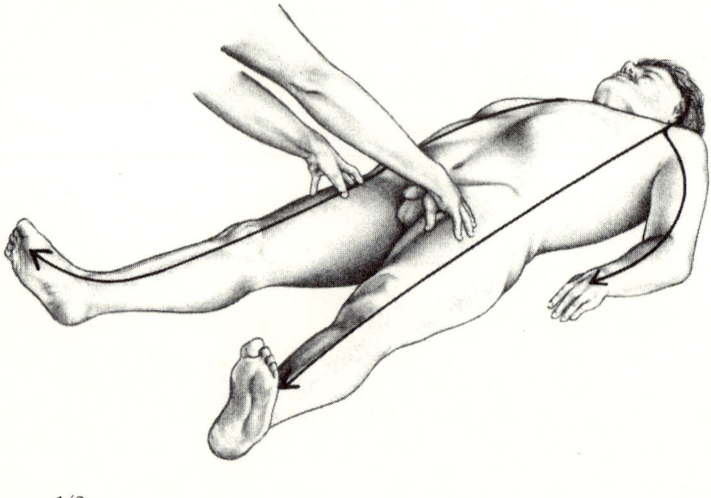

77 Zudecken

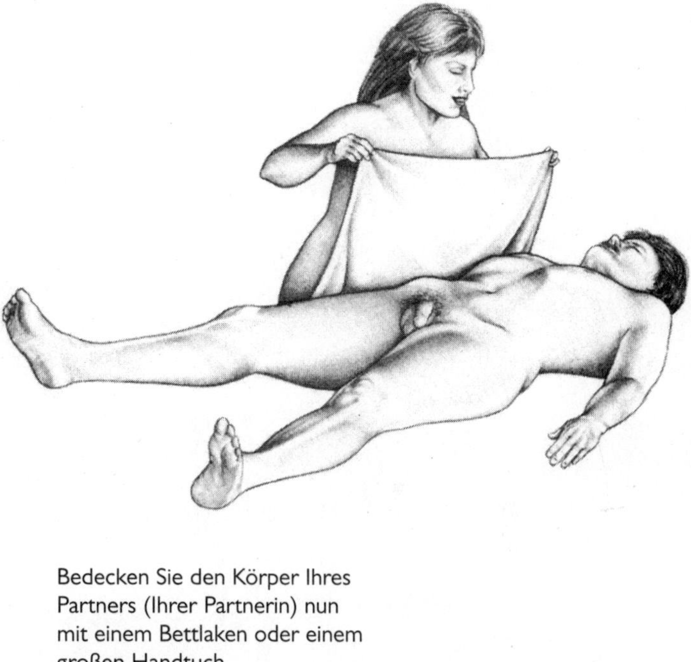

Bedecken Sie den Körper Ihres Partners (Ihrer Partnerin) nun mit einem Bettlaken oder einem großen Handtuch.

Dieses Zudecken ist nach starker Erregung und/oder wenn die Haut schweißnass ist, für das Ausklingenlassen und die Entspannung ganz besonders wichtig.

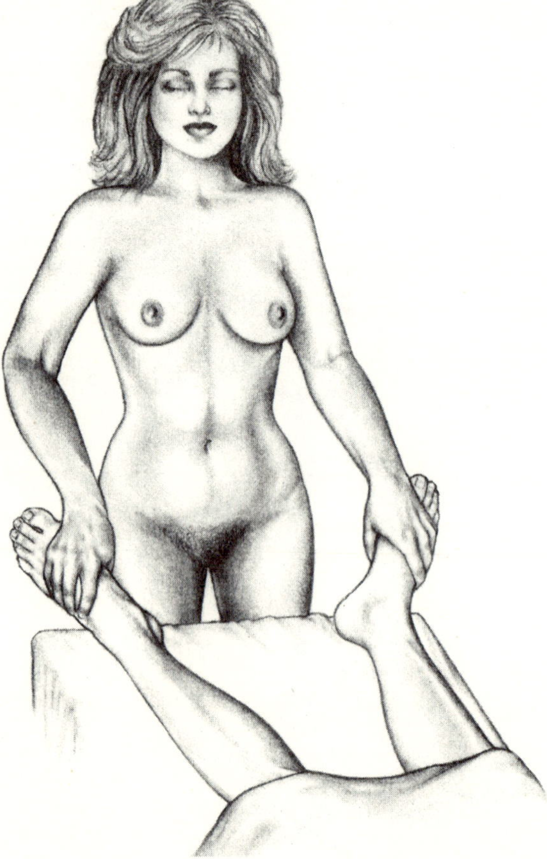

78 Hände auflegen

Anleitung zur Zeichnung links: Legen Sie Ihre Hände sanft auf die Füße Ihres Partners (Ihrer Partnerin).

Ihre Finger liegen auf dem Fußrücken und Ihre Daumen berühren ganz leicht die Fußsohlen.

Bleiben Sie etwa eine Minute in dieser Position.

Nehmen Sie dann Ihre Hände sehr langsam weg.

Verhalten Sie sich ruhig, bis Ihr Partner (Ihre Partnerin) Ihnen zu erkennen gibt, dass er wieder in dieser Welt angekommen ist.

Umarmen Sie sich!

Safer Sex

Der Begriff »Safer Sex« (geschützter Sex) ist heutzutage wohl weithin bekannt – und damit auch die Gründe, die für den Schutz der eigenen Gesundheit und der des Sexpartners oder der Sexpartnerin sprechen.

Der naheliegendste Grund sind wechselnde Partner oder Partnerinnen – oder der »einmalige« Seitensprung. Auch wenn es vielen schwerfällt, das zu akzeptieren: Zu Beginn einer neuen Partnerschaft sind klare Aus- und Absprachen in Bezug auf Safer Sex kein Misstrauensvotum, sondern viel eher ein Vertrauensbeweis.

Zur Erinnerung

AIDS wird durch Körpersäfte übertragen – durch Blut, Ejakulat und andere beim Sex entstehende Absonderungen von Mann und Frau. Die Gefahr einen Infektion besteht nicht nur beim Geschlechtsverkehr, sondern die Übertragung kann auch über winzige Hautwunden erfolgen, wenn die Erreger damit in Kontakt kommen.

Während eine Infektion durch den Aidserreger HIV Ihr Leben bedroht, können aber auch andere Infektionen des Genitalbereichs Ihre Gesundheit stark beeinträchtigen.

Schützen Sie sich auf jeden Fall, wenn Sie den geringsten Zweifel an der gesundheitlichen Sicherheit Ihres Sexualkontaktes haben.

Denken Sie daran,

dass Sie auch bei erotischen Massagen mit Körpersäften in Berührung kommen. Diese Massagen sind ja schließlich zur Steigerung Ihrer sexuellen Lustgefühle und Intensivierung Ihres Sexuallebens gedacht.

Bei Genitalmassagen

sollte jeder, der einen Grund für Safer Sex hat, Latex-Handschuhe tragen. Sensibel und völlig problemlos tasten und fühlen können Sie, wenn Sie so genannte Chirurgenhandschuhe verwenden, die es in jeder Apotheke in unterschiedlichen Größen gibt. Kondome sind unpraktisch und störend, wenn Sie eine Penismassage ausführen.

Alle Latexprodukte

können durch fett- oder ölhaltige Mittel beeinträchtigt werden, dazu gehören Körpercremes, Babyöl, die meisten der Massageöle und zahlreiche andere Körperpflegemittel. Verwenden Sie deshalb im Genitalbereich eines der speziell dafür entwickelten Gleitmittel (siehe Seite 92).

Nichts ist so erotisch

wie die Erfüllung sexueller Lust, wenn man sich auf der sicheren Seite bewegt. Die innige Verbundenheit, die Ihnen die Tantra-Massagen vermittelt, heben Sie über den banalen Sex hinaus. Sie spüren den Atem der Liebe, deren Basis ein gegenseitige Vertrauen ist – sei es für eine Nacht oder für eine lang währende glückliche Partnerschaft.

Genießen Sie mit den Tantra-Massagen eine neue Welt der sexuellen Freuden – sicher geschützt!

Die Massagen im Überblick

Diese Auflistung aller in diesem Buch ausführlich erläuterten Massagen soll Ihnen helfen, Ihre ganz persönliche Massage nach Lust (im wahrsten Sinn des Wortes) und Laune zusammenzustellen.

Die weiblichen Genitalien

Hals und Kopf

Das Gesicht

Der innige Abschluss 142

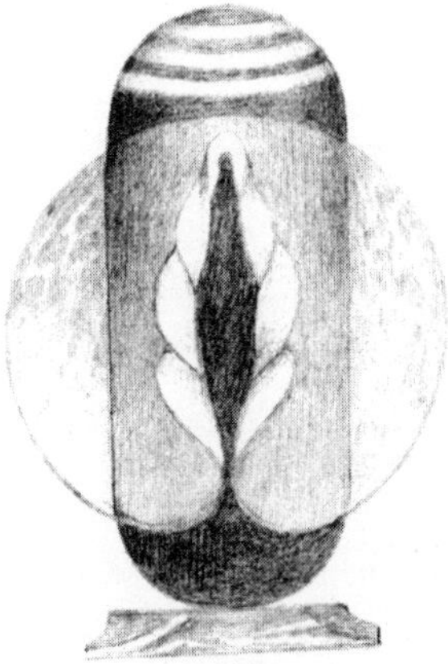

Epilog

Er ist in seinem Garten,
wo Balsamsträucher stehn,
wo er die Herde weidet
und schöne Lilien pflückt.

Nur mir gehört mein Liebster,
und ich gehöre ihm!
Er findet seine Weide,
wo viele Blumen stehen.

Hoheslied 6, 2–3

Das ist der Atem der Liebe!

Weiterführende Literatur

Anand, Margot: Tantra oder Die Kunst der sexuellen Extase. Goldmann Verlag, München 2013.

Bailey, Nicole: Partnermassage – heiß und erotisch. Goldmann Verlag, München 2013.

Baumanns, Christine: Massagen für Liebende. Goldmann Verlag, München 2011.

Hanauer, Jaiya; Hanauer, Jon: Fass mich an! Erotische Massagen von Kopf bis Fuß für sie und ihn. Goldmann Verlag, München 2013.

Kerner, Ian: Mehr Lust für ihn. Was Männer beim Sex verrückt macht. Goldmann Verlag, München 2013.

Kerner, Ian: Mehr Lust für sie. Was Frauen beim Sex verrückt macht. Goldmann Verlag, München 2013.

Paget, Lou: Der perfekte Liebhaber. Sextechniken, die sie verrückt machen. Goldmann Verlag, München 2012.

Paget, Lou: Die perfekte Liebhaberin. Sextechniken, die ihn verrückt machen. Goldmann Verlag, München 2012.

Paget, Lou: Der perfekte Orgasmus. Höhepunkte zum Abheben. Goldmann Verlag, München 2013.

Sachregister

Unsere Leseempfehlung

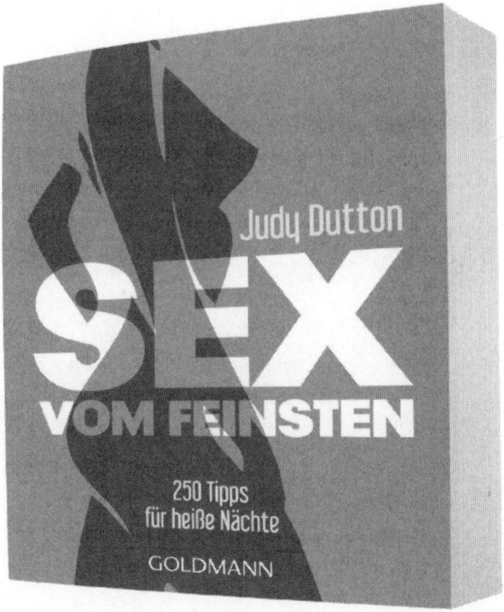

256 Seiten
Auch als E-Book erhältlich

Lust auf erotischen Kitzel? Dieser Leitfaden der Erotik im Minibook-Format lockt mit einer Fülle an aufregenden Ideen: Den Partner zu einem erregenden Vorspiel verlocken, die Fantasie des anderen so richtig einheizen oder mit prickelnden Spielen wilde Wollust entfachen. Eine Einladung zu einer sinnlichen Entdeckungsreise – schon ein heißer Kuss am Morgen kann abends Wunder wirken! Zum Verschenken und noch mal Verlieben!